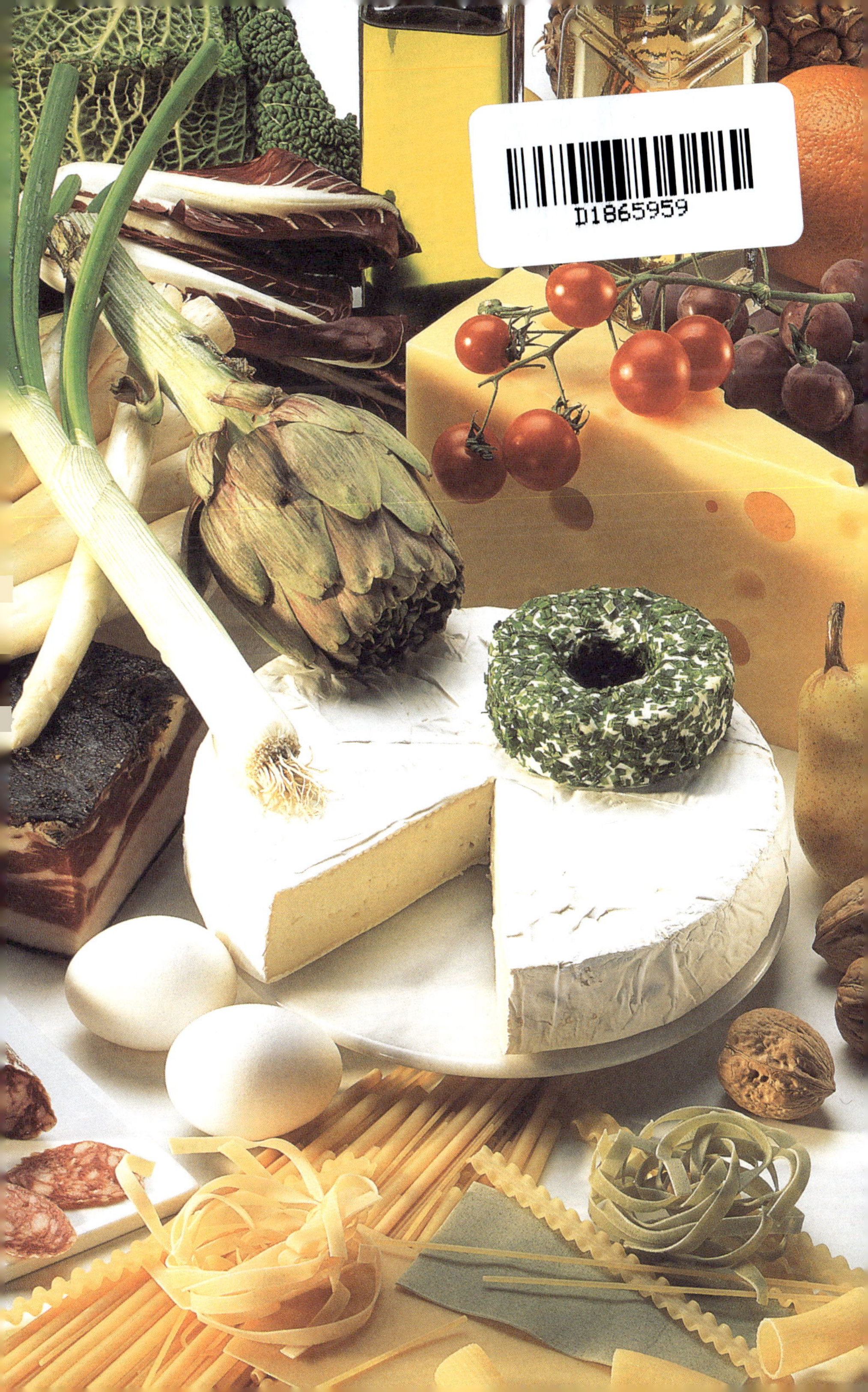

Kalorien- und Nährstofftabellen

Sonja Carlsson

Kalorien- und Nährstofftabellen für die Praxis

Energiegehalt, Mineralstoffe und Vitamine von mehr als 1 000 Lebensmitteln

Seehamer Verlag

Hinweis des Verlages
Die in diesem Buch enthaltenen Informationen und Rezepte sind nach bestem Wissen und Gewissen zusammengestellt. Eine Haftung und Wirkgarantie kann nicht übernommen werden.

Redaktion und Produktion:
Dr. Reitter & Partner Verlag, Vaterstetten
Umschlaggestaltung: Bine Cordes, Weyarn
Printed in Austria
ISBN- 3-934058-24-8

Inhalt

Vorwort

Wer sich mit seiner Ernährung auseinander setzt, kommt heute an einem umfassenden Nährwert-Tabellenwerk nicht vorbei. Ganz egal, ob man krank ist und auf seine Ernährung besonders achten muss oder ob man als Gesunder einfach weiterhin gesund bleiben möchte – ein Blick in die jeweilige Tabelle hilft schnell, Küchenrezepte sowie Lebensmittel zu beurteilen und ihre Tauglichkeit für das eine oder andere Gesundheitsproblem herauszufinden.

Dabei kommt es gewiss nicht auf die kleinsten Feinheiten und um die erste oder gar zweite Stelle hinter dem Komma an. Mit der Zeit bekommen Sie eine gewisse Routine im Umgang mit den Tabellen, und Sie wissen bald, welche Nahrungsmittel beispielsweise im günstigen Bereich des Fett- und Kaloriengehalts liegen, welche besonders viele Ballaststoffe oder Vitamin C enthalten. Und die Sondertabellen hat man ohnehin schnell im Kopf, weil es hier nur um ganz bestimmte Inhaltsstoffe geht, die lediglich für den einen oder anderen relevant sind. Sehr hilfreich sind für den Laien auch die Tabellen für Mengen- und Gewichtsangaben.

Für den Wissenschaftler oder für Personen, die Rezepte professionell entwickeln und die Nährwerte berechnen müssen, ist Genauigkeit gefragt. Das Tabellenwerk ist daher auch für diesen Personenkreis gedacht. Nicht alle sind Ernährungsexperten; umso hilfreicher sind Tabellen, die ihnen nicht nur verlässliches Zahlenmaterial liefern, sondern auch wichtiges Basiswissen und wertvolle Ernährungstipps an die Hand geben.

Ich wünsche Ihnen viel Freude mit diesem Tabellenwerk und hoffe, dass Sie Ihnen gute Dienste leistet und ein umfassender Ratgeber ist.

Sonja Carlsson
(Dipl. oec. troph.)

Allgemeine Ernährungslehre

Das große Spektrum sämtlicher Faktoren, die unseren Gesundheitszustand beeinflussen, und die Flut der Nahrungsmittel, die uns heute zur Verfügung steht, machen es notwendig, die Nahrung qualitativ und quantitativ unter die Lupe zu nehmen. Nährwerttabellen sind das Ergebnis aufwendiger Analysen und Forschungsarbeiten. Doch sie sind keineswegs nur für Wissenschaftler da. Jeder Verbraucher, jeder Gesundheitsinteressierte soll angesprochen werden. Er soll ein Hilfsmittel für die tägliche Praxis in die Hand bekommen, er soll mit den Tabellen umgehen können, und er soll sich mit seiner Ernährung auseinander setzen. Dazu bedarf es keines wissenschaftlichen Studiums; es reichen bereits einige wenige Basiskenntnisse, die ich Ihnen auf den folgenden Seiten vermitteln möchte.

Nährstoffe nennt man alle Nahrungsbestandteile, die einen Nährwert haben, also Energie (Kilokalorien/kcal) liefern. Es gibt fünf Nährstoffe: Eiweiß, Fett, Kohlenhydrate sind die drei Hauptnährstoffe, weil sie lebenswichtig sind; außerdem zählen organische Säuren (z. B. Milchsäure, Fruchtsäuren) und Alkohol zu den Nährstoffen. Sie sind nicht lebenswichtig. Der Energiegehalt der Nährstoffe ist unterschiedlich. Er wird in Kilokalorien (kcal) oder in Kilojoule (kJ) angegeben. Die Werte für kcal kann man ohne großen Aufwand in kJ umrechnen:

1 Kilokalorie (kcal)
= 4,184 Kilojoule (kJ).

Für einfache Berechnungen kann man den Faktor 4 nehmen oder den aufgerundeten Faktor 4,2.

Energiegehalt der Nährstoffe:

1 Gramm Eiweiß = 4,1 kcal
1 Gramm Fett = 9,3 kcal
1 Gramm Kohlenhydrate
= 4,1 kcal
1 Gramm Alkohol = 7,1 kcal
1 Gramm organische Säure
= 3,0 kcal (Durchschnittswert)

Außer den Nährstoffen enthält unsere Nahrung zahlreiche Substanzen, die keine Energie liefern. Das sind Wasser, Vitamine, Mineralstoffe (Mengen- und Spurenelemente), Ballaststoffe und sekundäre Pflanzenstoffe, aber auch unerwünschte Substanzen wie Cholesterin, Purin und diverse Schadstoffe.

Eiweiß/Aminosäuren

Die Bausteine von Eiweiß sind die Aminosäuren. Zehn Aminosäuren sind für den Menschen essentiell und müssen täglich mit der Nahrung aufgenommen werden. Milch sowie Milchprodukte enthalten diese zehn Aminosäuren, deshalb ist Milcheiweiß besonders hochwertig. Auch Getreide, Kartoffeln, Hülsenfrüchte und natürlich Fleisch, Fisch sowie Eier sind reich an wertvollem Eiweiß. Es ist Bestandteil jeder Zelle und erforderlich für das Wachstum sowie die Entwicklung aller Körperstrukturen. Die ideale Zufuhr für den Erwachsenen liegt täglich bei 0,8 g Eiweiß pro Kilogramm (kg) Körpersollgewicht. Im Wachstumsalter sowie während der Schwangerschaft und Stillzeit ist der Eiweißbedarf erhöht. Es sollte je zur Hälfte aus tierischen und pflanzlichen Produkten stammen.

Fett/Essentielle Fettsäuren

Ein Fettmolekül setzt sich aus dem Grundkörper Glyzerin und drei Fettsäuren zusammen. Die Art der Fettsäuren – Kettenlänge, Anzahl der Doppelbindungen – bestimmt den gesundheitlichen Wert des Fetts. Fette mit einfach ungesättigten (Ölsäure) und mehrfach ungesättigten Fettsäuren (Linolsäure, Linolensäure) sind gesundheitlich wertvoll. Es handelt sich dabei hauptsächlich um Fette pflanzlichen Ursprungs. Eine Ausnahme bildet Fischöl, das auf Gund seines Gehalts an Omega-3-Fettsäuren ebenfalls einen hohen Gesundheitswert besitzt. Tierische Fette wie Butter, Schmalz und Kokosfett enthalten überwiegend gesättigte Fettsäuren. Sie erhöhen den Blutfettspiegel und damit die Anfälligkeit für Herz-Kreislauf-Erkrankungen. Tierische Fette sind zudem oft mit Cholesterin vergesellschaftet. Beide gelten als Risikofaktoren für Herz-Kreislauf-Krankheiten. Die tägliche Fettzufuhr sollte maximal 30 Prozent (%) der Gesamtenergieaufnahme ausmachen. Die Menge sollte sich zu je einem Drittel auf gesättigte, einfach ungesättigte und mehrfach ungesättigte Fettsäuren verteilen. Die essentiellen Fettsäuren sind wichtig für den Aufbau von Zellmembranen, die Bildung vieler Hormone sowie den Transport von fettlöslichen Vitaminen. Fette mit essentiellen Fettsäuren führen nachweislich nicht zu einem Anstieg des Cholesterin- und Blutfettspiegels.

Kohlenhydrate

Bei den Kohlenhydraten unterscheidet man zwischen Einfach-, Zweifach- und Mehrfachzuckern (Mono-, Di- und Polysaccharide). Zu den Einfachzuckern zählen Glukose (Traubenzucker) und Fruktose (Fruchtzucker), die in vielen Früchten und in Honig enthalten sind. Der wichtigste Zweifachzucker ist die Laktose (Milchzucker). Sie ist in Milch und Milchfrischprodukten enthalten. Unter dem Begriff »Polysaccharide« sind alle größeren Zuckermoleküle zusammengefasst. Das wichtigste für den Menschen ist die Stärke. Sie kommt reichlich in Kartoffeln und Getreide vor. Kohlenhydrate sollen etwa 55 bis 60 % unserer täglichen Nahrungsenergie ausmachen. Wir nehmen sie hauptsächlich mit pflanzlicher Kost (Getreideprodukte, Kartoffeln, Obst) zu uns. Ein kleiner Teil wird durch Milch und Milchprodukte (Joghurt, Frischkäse etc.) zugeführt. Kohlenhydrate sind sehr gute und bekömmliche Energiespender: Einfache Kohlenhydrate sorgen für einen raschen Energieschub, komplexe dagegen stellen die Energie »tröpfchenweise« zur Verfügung und sorgen damit für eine lang anhaltende Leistungsbereitschaft. Zudem verlängern sie das Sättigungsgefühl. Den Hauptanteil der Kohlenhydrate verbraucht das Gehirn: Täglich benötigt es etwa 120 g Traubenzucker. Der Rest verteilt sich auf das Blut (Blutzucker). Ein kleiner Teil findet sich als »Speicher« in der Leber. Bei Kohlenhydratmangel (Hunger, Fasten) setzt der Körper Stoffwechselprozesse in Gang und stellt aus anderen Nahrungsbestandteilen oder auch aus seiner eigenen Fett- und Muskelmasse Kohlenhydrate her, um das Gehirn zu versorgen und den Blutzuckerspiegel aufrecht zu erhalten.

Ballaststoffe

Ballaststoffe sind unverdauliche komplexe Kohlenhydrate. Man unterscheidet lösliche (zum Beipiel Pektin) und unlösliche Ballaststoffe (zum Beipiel Zellulose). Beide sind für die Darmtätigkeit von großer Bedeutung.

Die unlöslichen sind in der Lage, viel Wasser an sich zu binden; dadurch quellen sie im Darm und füllen ihn. Der Füllungszustand des Darms übt einen Reiz auf die Darmwand aus, und die Peristaltik setzt ein, durch die der Darminhalt vorwärts bewegt wird. Ballaststoffe binden auch Gift- und Schadstoffe. Die löslichen wiederum binden Gallensäuren und schleusen sie aus dem Körper. Dadurch wird die Neubildung von Gallensäuren mit dem aus der Nahrung stammenden Cholesterin angeregt.

Lösliche Ballaststoffe wirken also einem hohen Cholesterinspiegel entgegen und schützen damit vor Gefäßablagerungen. Reich an löslichen Ballaststoffen sind Äpfel und andere pektinreiche Früchte, vor allem aber Haferkleie; reich an unlöslichen Ballaststoffen sind die meisten Gemüsearten, Trockenfrüchte, Vollkornprodukte sowie Weizenkleie.

Die empfohlene Zufuhr an Ballaststoffen sollte pro Tag bei mindestens 30 Gramm liegen. Eine ballaststoffreiche Ernährung erfordert vor allem eine erhöhte Flüssigkeitszufuhr.

Mineralstoffe (Mengen- und Spurenelemente)

Früchte, Gemüse und Kräuter zählen zu unseren Hauptlieferanten von Mineralstoffen. Aufgrund der Mineralstoffvielfalt und des hohen Wassergehalts bilden die meisten von ihnen basenkonzentrierte, nährstoffreiche Produkte wie Fleisch, Käse, Mehl, Nudeln, Süßwaren und Fette dagegen Säure. Sie überwiegen in unserer normalen Ernährung. Ernährungsfachleute empfehlen, das Verhältnis umzudrehen und mehr »basenbildende« Nahrungsmittel zu verzehren, um den Zivilisationskrankheiten wie Übergewicht, Diabetes, Gicht, Rheuma und Herz-Kreislauf-Erkrankungen vorzubeugen.

Pflanzliche Produkte liefern vor allem Kalium, Kalzium, Magnesium, Eisen, Mangan und kleine Mengen weiterer Spurenelemente. Zu den Mengenelementen gehören Natrium, Kalium, Kalzium, Magnesium und Phosphor; bei Eisen, Zink, Kupfer, Mangan, Fluor, Jod, Silizium, Selen etc. handelt es sich um Spurenelemente. Die meisten der Spurenelemente wirken bei der körpereigenen Immunabwehr mit, wobei sich verschiedene Schutzmechanismen ergänzend unterstützen. Der Mineralstoffgehalt in pflanzlicher Nahrung unterliegt starken Schwankungen. Er ist zum Beispiel abhängig von den Anbaumethoden, vom Spurenelementgehalt der Böden, Erntezeitpunkt etc. Die Mineralstoffe, die man in Mengen- und Spurenelemente einteilt, sind auch in den Körperflüssigkeiten enthalten. Sie spielen außerdem eine wichtige Rolle als Bau- und Stützsubstanz für Knochen, Zähne, Haare und Nägel; nicht zuletzt wirken sie bei der Reizleitung, der Muskelarbeit sowie als Enzymbestandteil, Aktivator und Katalysator bei vielen Stoffwechselprozessen. Allein das Spurenelement Zink beeinflusst über 200 Stoffwechselenzyme. Ein Mangel an Mineralstoffen zeigt sich oftmals unspezifisch und bleibt auch häufig lange verborgen. Müdigkeit, Leistungsabfall, Hautstörungen, schlecht heilende Wunden, Veränderungen an Haaren und Nägeln, Wadenkrämpfe und Muskelschmerzen sind die häufigsten Mangelerscheinungen.

Vitamine

Die besten Vitaminspender sind frisches Obst, Gemüse und Kräuter. Auch der frisch gewonnene Saft dieser Nahrungsmittel ist sehr vitaminreich. Er sollte deshalb gleich getrunken werden. Die Vitaminvielfalt in Früchten und Gemüsen ist enorm: Es sind sowohl die wasserlöslichen Vitamine des B-Komplexes und Vitamin C als auch die fettlöslichen Vitamine A, Karotin (Provitamin A), D, E sowie K enthalten. Einigen Obst- und Gemüsesorten sieht man ihren Vitamingehalt an: Intensiv rote, orangefarbene und gelbe Früchte und Gemüse sowie dunkelgrünes Blattgemüse sind reich an Karotin. Vollreife Früchte und Gemüse enthalten einen Spitzenwert von Vitamin C.

Vitamine wirken wie die Mineralstoffe sehr vielfältig. Vitamin A ist wichtig für die Bildung des Sehpurpurs und damit für das Hell- und Dunkelsehen. Karotin (Provitamin A) kann Vitamin A in dieser Wirkung ersetzen, außerdem hat es eine wichtige Funktion bei der Immunabwehr. Vitamin D spielt eine entscheidende Rolle im Kalziumstoffwechsel, Vitamin E schützt die ungesättigten Fettsäuren vor Oxidation und wirkt als Radikalenfänger, Vitamin K wirkt bei der Blutgerinnung mit. Die Vitamine des B-Komplexes haben alle eine Koenzymfunktion, d. h. sie besitzen wichtige Aufgaben bei zahlreichen Reaktionen im Körper. So schützen sie zum Beispiel Haut und Schleimhäute. Vitamin C wirkt als Radikalenfänger in der Immunabwehr mit.

Unerwünschte Nahrungsbestandteile (Begleitstoffe)

Von Bedeutung sind Cholesterin und Purin. Eine hohe Cholesterinzufuhr wird mitverantwortlich für Herz-Kreislauf-Erkrankungen gemacht, eine hohe Purinzufuhr kann zu erhöhtem Harnsäurespiegel (Hyperuricämie) und zu Gicht führen. Diese Krankheiten werden in der Regel nicht nur von einem Faktor ausgelöst, sondern es handelt sich dabei immer um eine ganze Reihe von »Risikofaktoren«, die zusammen schließlich die Krankheiten manifestieren. Übergewicht, fettreiche Kost, hoher Fleisch- und Wurstverzehr, Bluthochdruck, Bewegungsmangel, Stress, Rauchen und nicht zuletzt eine genetische Veranlagung sind entscheidende Krankheitsfaktoren.

Cholesterin kommt vorwiegend in fetten tierischen Produkten vor, pflanzliche Fette enthalten nur wenig oder gar kein Cholesterin. Bei Fettstoffwechselstörungen sollte die Fett- und Cholesterinzufuhr gesenkt werden. Man sollte nicht mehr als 200 mg Cholesterin pro Tag zu sich nehmen.

Purine sind Bestandteil jeder Zelle. Sie werden im Körper zu Harnsäure abgebaut, diese wird über die Nieren ausgeschieden. Bei Veranlagung zu Gicht, Übergewicht, hohem Fleischverzehr und Alkoholkonsum kann sich der Harnsäurespiegel im Blut erhöhen. Mit einer purinarmen Ernährung wird dem entgegengesteuert.

Sekundäre Pflanzenstoffe

Darunter versteht man Substanzen, die die Pflanze als Abwehrstoffe gegen Schädlinge, als Farbstoffe und als Wachstumsregulatoren bildet. Sie lassen sich nach ihrer chemischen Struktur in zehn Gruppen einteilen:

- Karotinoide: in roten und gelben Früchten sowie Gemüsen
- Phytosterine: in Pflanzensamen und -ölen
- Saponine: in Hülsenfrüchten
- Glukosinolate: in Senf, Kohlrabi, Meerrettich, Kohlarten
- Polyphenole (zum Beipiel Flavonoide wie Quercetin): in grünblättrigem Gemüse, in den Randschichten von Obst und Gemüse
- Protease-Inhibitoren: in Pflanzensamen (Hülsenfrüchten, Getreide)
- Monoterpene: als Aromastoffe in Pfefferminze, Kümmel, Limonen etc.
- Phytoöstrogene: in Sojabohnen, Leinsamen und Vollkornprodukten
- Sulfide: in Knoblauch, Zwiebeln und Kohlgemüse
- Lektine: in Hülsenfrüchten und Getreide.

Außer diesen gibt es weitere sekundäre Pflanzenstoffe, die sich aber nicht in obengenannte Gruppen einordnen lassen. Beispiele dafür sind Chlorophyll, Phytinsäure und Glukarate. Wie einzelne sekundäre Pflanzenstoffe wirken, zeigt folgende Übersicht:

Sekundäre Pflanzenstoffe **Hinweise für folgende Wirkungen**

	A	**B**	**C**	**D**	**E**	**F**	**G**	**H**	**I**
Karotinoide	X	0	X	0	X	0	0	X	0
Phytosterine	X	0	0	0	0	0	0	0	0
Saponine	X	X	0	0	X	0	0	X	0
Glukosinolate	X	X	0	0	0	0	0	X	0
Polyphenole	X	X	X	X	X	X	X	0	X
Protease-Inhibitoren	X	0	X	0	0	0	0	0	X
Monoterpene	X	0	0	0	0	0	0	0	0
Phytoöstrogene	X	0	X	0	0	0	0	0	0
Sulfide	X	X	X	X	X	X	X	X	0
Phytinsäure	X	0	X	0	X	0	0	X	X
Lektine	0	0	0	0	0	0	0	0	X

X = nachgewiesen günstige Wirkung, 0 = keine Wirkung
A = antikanzerogen, **B** = antimikrobiell, **C** = antioxidativ, **D** = antithrombotisch;
E = immunmodulierend, **F** = entzündungshemmend, **G** = blutdruckregulierend;
H = cholesterinsenkend, **I** = blutzuckerregulierend.

(Quelle: Deutsche Gesellschaft für Ernährung, Ernährungsbericht 1996, Seite 221.)

Nährstofftabellen

Auflistung ausgewählter Lebensmittel
(pro 100 Gramm verzehrfertiger Anteil) mit Angaben über

- Nährwerte in Kilokalorien (kcal) und Kilojoule (kJ)
- Anteile von Eiweiß (EW), Fett (F), mehrfach ungesättigten Fettsäuren (MUF), Kohlenhydraten (KH), Ballaststoffen (BS) in Gramm (g)
- Werte von Cholesterin (Chol) in Milligramm (mg)

Hinweise zur Benutzung der Tabellen

Das vorliegende Tabellenwerk ist viergeteilt: Der erste Teil umfasst die Nährstoff-, Energie-, Ballaststoff- sowie Cholesterinanteile, der zweite die Mineralstoff- und der dritte die Vitamingehalte. Außerdem finden Sie zum Schluss einige Sondertabellen über den Alkoholgehalt von Getränken, den Anteil von Purinen in Lebensmitteln, die gängigsten Einwaagen und Abtropfgewichte, Gewichte und Packungsinhalte. Alle Angaben beziehen sich – falls nicht anders angegeben (z. B. 1 Ei, Gewichtsklasse M) – auf 100 g verzehrfähigen Anteil. Bei Fleisch heißt das »ohne Knochen«, bei Fisch »küchenfertig, ohne Gräten, Innereien und Kopf«, bei Gemüse »geputzt«, bei Obst »geputzt, entsteint etc.«, bei Nüssen »ohne Schale« etc. Wenn Sie die Nährstoffgehalte eines Rezeptes berechnen wollen, benötigen Sie die Mengenangaben in Gramm bzw. Flüssigkeitsmengen in Millilitern. Esslöffelmaße, Tassenmaße und andere Maßangaben müssen in Gramm umgerechnet werden. Hierbei hilft Ihnen die Sondertabelle über Gewichte und Packungsinhalte. 1 Esslöffel Öl entspricht z. B. 10 g, 1 Esslöffel saure Sahne etwa 25 g. Die einzelnen Werte werden mit der Menge der jeweiligen Zutat multipliziert (bei 125 g Mehl also mit 1,25; bei 10 g mit 0,1), dann addiert man alle und rundet sie.

Beispiel:
Knäckebrot mit Tomaten
Das Ergebnis nach untenstehender Tabelle lautet:
61 kcal; 1,8 g EW; 2,6 g F; 8,4 g KH; 2,1 g BS und fast kein Cholesterin (0,2 mg). Wenn Sie die Energie noch in Kilojoule ausdrücken wollen, rechnen Sie 61 x 4,184 = 255 kJ.
Genauso verfahren Sie mit den Vitamin- und Mineralstoffangaben. Oftmals braucht man für eine bestimmte Kost Vitaminangaben. Dann schlagen Sie nach und rechnen die Gehalte für jede Zutat aus.

Produkt (Menge)	kcal	EW (g)	F (g)	KH (g)	BS (g)	Chol (mg)
1 Scheibe Knäckebrot (10 g)	32	1,0	0,5	6,6	1,4	0
1 TL Halbfettmargarine (5 g)	17	0,08	2,0	0,02	0	0,2
1 Tomate (70 g)	12	0,7	0,14	1,82	0,7	0
Kräutersalz, Pfeffer	0	0	0	0	0	0
Insgesamt:	**61**	**1,78**	**2,64**	**8,44**	**2,1**	**0,2**

Nährstoffgehalt ausgewählter Nahrungsmittel (pro 100 g verzehrfertiger Anteil)	kcal	kJ	EW (g)	F (g)	MUF (g)	KH (g)	BS (g)	Chol (mg)
FETTE, ÖLE UND MAYONNAISENPRODUKTE								
1. Tierische Fette								
Butter	754	3156	0,5	83,0	3,0	0,5	0	240
Kräuterbutter	662	2766	0,6	73,0	*	0,5	0	202
Milchhalbfett	385	1610	4,8	40,5	1,2	0,3	0	113
Butterschmalz	897	3752	0,3	99,5	3,7	0	0	340
Schweineschmalz	898	3756	0,1	99,7	11,3	0	0	86
Gänseschmalz	896	3747	+	99,5	10,9	0	0	100
Rindertalg	872	3648	0,8	96,5	5,0	0	0	100
Hammeltalg	747	3125	3,9	81,3	3,3	0	0	100
2. Pflanzliche Fette und Öle								
Pflanzenmargarine	722	3021	0,2	80,0	25,5	0,4	0	7
Halbfettmargarine	368	1540	1,6	40,0	17,5	0,4	0	4
Diätmargarine	722	3021	0,2	80,0	46,7	0,2	0	1
Maiskeimöl	899	3762	0	99,9	56,0	0	0	+ bis 4
Pflanzenöl i. D.	899	3762	0	99,9	56,0	0	0	+ bis 4
Sonnenblumenöl	898	3758	0	99,8	63,0	+	0	+ bis 3
Sojaöl	899	3762	0	99,9	60,0	0	0	2
Erdnussöl	895	3746	0	99,4	31,0	0,2	0	1 bis 2
Walnussöl	896	3749	0	99,5	70,8	*	0	1 bis 2
Safloröl (Distelöl)	899	3761	0	99,9	75,0	0	0	0
Sesamöl	896	3747	0	99,5	43,2	*	0	0 bis 6
Leinöl	896	3747	0	99,5	68,7	0	0	7
Olivenöl	897	3754	0	99,6	8,0	0,2	0	0 bis 1
Palmkernfett	894	3741	0	99,3	*	0	0	0 bis 2
Palmöl	898	3757	0	99,8	9,0	0	0	2
Kokosfett, gereinigt	894	3741	0	99,0	1,4	0	0	1 bis 2

Nährstoffgehalt ausgewählter Nahrungsmittel (pro 100 g verzehrfertiger Anteil)	kcal	kJ	EW (g)	F (g)	MUF (g)	KH (g)	BS (g)	Chol (mg)
3. Mayonnaisenprodukte								
Mayonnaise (80 % Öl)	752	3146	1,9	81,6	*	2,1	0	142
Salatmayonnaise (50 % Öl)	499	2088	0,6	51,1	*	9,2	0	52
Salatcreme (37 % Öl)	396	1657	1,0	39,5	*	9,0	0	*
Remoulade (80 % Öl)	735	3075	1,3	80,0	*	2,4	0	*
Remoulade (50 % Öl)	480	2008	0,5	50,8	*	4,8	0	*

Zeichenerklärung: *) keine Daten +) in Spuren i. D.) im Durchschnitt

EIER** UND TROCKENEIPRODUKTE

Hühnerei								
Vollei, frisch	159	665	12,9	11,7	1,7	0,6	0	604
Gew. Kl. XL, 75 g	107	448	8,6	7,8	*	0,4	0	405
Gew. Kl. L, 68 g	100	418	8,1	7,4	*	0,4	0	381
Gew. Kl. M, 60 g	91	381	7,4	6,7	*	0,3	0	344
Gew. Kl. S, 52 g	83	347	6,7	6,1	0,9	0,3	0	314
Eigelb, frisch	353	1476	16,1	31,9	4,5	0,3	0	1650
Eiklar, frisch	48	202	10,9	0,2	+	0,7	0	0
Eigelb, mittelgroß, ca. 19 g	68	285	3,1	6,1	0,9	0,1	0	314
Eiklar, mittelgroß, ca. 33 g	16	67	3,6	0,1	+	0,2	0	0
Vollei getrocknet	571	2389	46,2	41,9	5,6	2,2	0	2200
Eigelb, getrocknet	681	2849	31,1	61,6	8,7	0,6	0	3100
Eiklar, getrocknet	352	1473	79,4	1,5	+	5,1	0	0

Zeichenerklärung: *) keine Daten +) in Spuren i. D.) im Durchschnitt
**) Bei dem angegebenen Gewicht der Hühnereier muss von einem Schalenanteil von 5 bis 6 Gramm pro Ei ausgegangen werden. Ein Ei der Gewichtsklasse S, das weniger als 53 Gramm wiegt, enthält demnach nur etwa 48 Gramm verzehrbaren Ei-Anteil. Auf das Gewicht ohne Schale beziehen sich die Nährstoffangaben.

Nährstoffgehalt ausgewählter Nahrungsmittel (pro 100 g verzehrfertiger Anteil)	kcal	kJ	EW (g)	F (g)	MUF (g)	KH (g)	BS (g)	Chol (mg)
MILCH UND MILCHPRODUKTE								
1. Milch und Trockenmilch								
Frauenmilch,	67	280	1,2	3,7	0,4	7,1	0	25
Kuhmilch								
- H-Milch, 3,5 % Fett	64	268	3,3	3,5	0,1	4,8	0	11
- H-Milch, 1,5 % Fett	47	197	3,4	1,5	0,1	4,9	0	5
- H-Milch, mager	35	146	3,5	0,1	+	4,9	0	+
- Rohmilch (Vorzugsmilch)	67	280	3,3	3,8	0,2	4,8	0	12
- pasteurisiert, nat. Fettgehalt	67	280	3,3	3,8	0,2	4,8	0	14
- pasteurisiert, 3,5 % Fett	64	268	3,3	3,5	0,1	4,8	0	13
- pasteurisiert, 1,5 % Fett	47	197	3,4	1,5	0,1	4,9	0	6
Magermilchpulver	356	1490	35,5	0,9	*	51,5	0	0
Vollmilchpulver	490	2050	25,3	26,3	0,8	38,0	0	98
Schafmilch	104	435	5,5	7,0	0,2	4,7	0	11
Stutenmilch	47	197	2,2	1,5	*	6,2	0	*
Ziegenmilch	70	293	3,4	4,3	0,1	4,4	0	10
2. Milchprodukte								
Buttermilch	34	142	3,2	0,5	+	3,5	0	2
- Reine	38	159	3,5	0,6	+	4,0	0	2
- Frucht-	63	264	2,9	0,6	+	10,8	0	2
- Multivitamin-	64	268	2,7	0,1	+	12,5	0	1
- Pulver	376	1573	34,9	6,0	0,2	44,6	0	20
Crème double	418	1749	3,1	43,1	1,7	4,5	0	125
Crème fraîche	318	1331	3,3	32,0	1,3	3,6	0	95
Dickmilch								
- Sahne-, 10 % Fett	120	502	3,1	10,0	0,4	3,7	0	37
- 3,5 % Fett	64	268	3,3	3,5	0,1	4,0	0	13
- 1,5 % Fett	46	193	3,4	1,5	+	4,1	0	6

Nährstoffgehalt ausgewählter Nahrungsmittel (pro 100 g verzehrfertiger Anteil)	kcal	kJ	EW (g)	F (g)	MUF (g)	KH (g)	BS (g)	Chol (mg)
- mager	34	142	3,4	0,1	0	4,2	0	1
Diätfruchtjoghurt								
- mit Vitaminen, 3,5 % Fett	70	293	2,9	3,5	0,1	6,1	0	12
- 1,5 % Fett	50	209	3,3	1,2	+	5,9	0	5
- mager	42	176	3,9	0,2	+	5,5	0	1
- mit Müsli, 1,5 % Fett	96	402	4,7	3,5	0,2	10,9	0,5	5
Fruchtjoghurt								
- Sahne-, 10 % Fett	144	602	2,7	8,7	0,4	13,0	0	32
- 3,8 % Fett	98	410	2,9	3,4	0,1	13,3	0	12
- 3,5 % Fett	95	397	2,9	3,1	0,1	13,3	0	11
- 1,5 % Fett	78	327	3,0	1,3	+	13,6	0	4
- mager	69	289	3,0	0,1	*	13,5	0	1
- 1,5 % Fett, mit Nussmüsli	96	402	2,8	1,7	0,1	15,8	0,5	6
Joghurt, natur								
- Sahne-, 10 % Fett	120	502	3,1	10,0	0,4	3,7	0	37
- 3,8 % Fett	66	276	3,3	3,8	0,2	4,0	0	14
- 3,5 % Fett	64	268	3,3	3,5	0,1	4,0	0	13
- 1,5 % Fett	46	192	3,4	1,5	+	4,1	0	6
- mager	34	142	3,4	0,1	+	4,2	0	1
- mager, gerührt	37	155	3,9	0,2	+	4,2	0	1
Kefir, natur								
- 1,5 % Fett	46	193	3,4	1,5	0,1	4,1	0	6
- 3,5 % Fett	64	268	3,3	3,5	0,1	4,0	0	13
- Sahne-, 10 % Fett	125	523	3,7	10,0	0,4	4,4	0	37
Kefir, Frucht-, 1,5 % Fett	81	339	2,9	1,3	+	13,8	0	5
Kondensmilch								
- 7,5 % Fett	132	552	6,5	7,7	0,3	9,7	0	28
- 10 % Fett	175	732	8,8	10,0	0,4	12,5	0	38
Milchmischgetränk								
- mit Frucht, 1,5 % Fett	78	326	3,2	1,4	+	13,1	0	6

Nährstoffgehalt ausgewählter Nahrungsmittel (pro 100 g verzehrfertiger Anteil)	kcal	kJ	EW (g)	F (g)	MUF (g)	KH (g)	BS (g)	Chol (mg)
- Schoko-, 1,5 % Fett	61	255	3,5	1,6	+	8,2	0	6
- Schoko-, 3,5 % Fett	78	326	3,5	3,5	0,1	8,1	0	12
Milchpudding	109	456	2,7	2,9	0,1	17,9	0	11
Milchreis (Dessert), i. D.	122	510	3,6	2,5	0,1	21,2	0,5	9
- Diät-, i. D.	70	293	3,9	0,8	+	11,7	0	3
Moccajoghurt, 3,5 % Fett	106	444	3,8	3,5	0,1	14,3	0	13
Molke								
- Süß-	24	100	0,6	0,2	*	4,8	0	2
- Sauer-	23	96	0,6	0,2	*	4,2	0	2
- Kur-	36	151	3,0	0	*	5,2	0	2
- Fruchtgetränk	52	218	0,4	0	*	12,0	0	1
- Diätfruchtgetränk	28	117	0,4	0	*	6,0	0	1
Molkepulver	350	1464	10,9	1,1	*	72,8	0	0
Müslijoghurt, 1,5 % Fett	102	427	3,6	1,4	+	18,4	0,5	5
Nussjoghurt, 3,5 % Fett	95	397	2,9	3,1	0,1	13,3	0	11
Sahne								
- sauer, 10 % Fett	118	494	3,1	10,0	0,4	3,3	0	37
- sauer, 18 % Fett	188	787	2,9	18,0	0,7	3,0	0	60
- sauer, 24 % Fett	243	1017	2,7	24,0	0,9	3,4	0	74
- Kaffeesahne, 12 % Fett	136	569	3,0	12,0	0,5	3,9	0	46
- Schlagsahne, 30 % Fett	293	1226	2,5	30,0	1,2	3,2	0	90
- Schlagsahne, 36 % Fett	345	1443	2,3	36,0	1,4	3,0	0	105
- Sprühsahne, 30 % Fett	312	1305	2,4	30,0	1,2	8,2	0	89
Schafmilchjoghurt, 6 % Fett	94	393	5,5	6,0	0,2	3,8	0	9
Vanillejoghurt, 3,5 % Fett	95	397	3,8	3,0	0,1	12,6	0	11
Ymer	74	310	6,0	3,5	0,1	4,0	0	13

Hinweis: Bei den Milchprodukten mit Zusätzen bezieht sich der hinter dem Produktnamen angegebene Fettgehalt auf den Milchanteil. Diätjoghurts sind mit Süßstoff, Diabetikerzucker oder Zuckeraustauschstoff gesüßt und für Diabetiker geeignet. Beachten Sie die Hinweise auf dem Etikett und bei Übergewicht auch den Fettgehalt.

Nährstoffgehalt ausgewählter Nahrungsmittel (pro 100 g verzehrfertiger Anteil)	kcal	kJ	EW (g)	F (g)	MUF (g)	KH (g)	BS (g)	Chol (mg)
FRISCHKÄSE UND KÄSE								
1. Frischkäse								
Speisequark								
- Sahne-, 40 % F.i.Tr.	144	602	9,0	10,3	0,4	3,2	0	31
- 20 % F.i.Tr.	100	418	10,8	4,4	0,2	3,6	0	16
- mager	70	293	12,3	0,2	+	4,1	0	1
- mit Kräutern, 40 % F.i.Tr.	146	611	9,7	10,2	0,4	3,2	+	38
- mit Kräutern, 20 % F.i.Tr.	100	418	8,1	5,3	0,3	4,2	+	21
- mit Früchten, 20 % F.i.Tr.	125	523	9,2	3,7	*	13,1	+	13
-Diät-, mager	52	218	7,0	0,2	*	5,0	0	1
Frischkäse								
- Rahm-, 50 % F.i.Tr.	189	791	9,3	15,3	0,6	3,0	0	61
- Doppelrahm-, 60 % F.i.Tr.	253	1059	8,5	23,0	1,1	2,4	0	84
- Doppelrahm-, 70 % F.i.Tr.	312	1305	8,0	30,0	1,2	2,0	0	87
- -Creme, mager	59	247	8,0	1,0	+	3,8	0	4
- -Zubereitung, 20 % F.i.Tr.	125	523	13,5	6,0	0,2	3,5	0	18
- -Zubereitung, 50 % F.i.Tr.	185	774	8,5	15,0	0,6	3,0	0	57
- mit Kräutern, 60 % F.i.Tr.	251	1049	8,5	23,0	1,0	2,4	0	85
- Körniger, 20 % F.i.Tr.	100	418	10,0	5,0	0,1	3,0	0	18
Mascarpone, 80 % F.i.Tr.	460	1925	4,6	47,5	1,9	3,6	0	138
Mozzarella, 45 % F.i.Tr.	255	1067	18,6	19,8	0,5	+	0	46
Robiola, 75 % F.i.Tr.	335	1402	7,0	33,0	1,3	1,9	0	100
Schafkäse 40 % F.i.Tr.	219	916	18,4	16,0	0,6	+	0	38
Schafkäse, 45 % F.i.Tr.	239	1000	17,0	18,8	0,7	+	0	45
Schichtkäse, 10 % F.i.Tr.	82	343	11,6	2,0	0,1	3,8	0	7
Schichtkäse, 20 % F.i.Tr.	100	418	10,8	4,4	0,2	3,6	0	16
Schichtkäse, 40 % Fi. Tr.	147	615	9,7	10,3	0,4	3,2	0	38
Ziegenkäse, 45 % F.i.Tr.	184	771	11,0	14,0	0,6	3,0	0	27

Nährstoffgehalt ausgewählter Nahrungsmittel (pro 100 g verzehrfertiger Anteil)	kcal	kJ	EW (g)	F (g)	MUF (g)	KH (g)	BS (g)	Chol (mg)
2. Käse (gereifter Käse)								
Hartkäse, Reibe- und Streukäse								
Allgäuer Hartkäse, 45 % F.i.Tr.	387	1619	28,9	30,0	1,2	0	0	70
Allgäuer Hartkäse, 30 % F.i.Tr.	287	1201	31,0	18,0	0,7	0	0	42
Bergkäse, 50 % F.i.Tr.	394	1648	27,1	31,6	1,2	0	0	74
Cheddar (Chester), 50 % F.i.Tr.	397	1661	25,4	32,4	1,3	0	0	76
Emmentaler, 45 % F.i.Tr.	387	1619	28,9	30,0	1,2	0	0	70
Greyerzer (Gruyère), 45 % F.i.Tr.	387	1619	28,9	30,0	1,7	0	0	70
Hobelkäse, 50 % F.i.Tr.	475	1987	33,0	38,0	1,5	0	0	89
Parmesan, 32 % F.i.Tr.	358	1498	38,5	22,5	0,9	0	0	53
Provolone, 45 % F.i.Tr.	365	1527	26,3	28,9	0,9	0	0	*
Reibekäse, 45 % F.i.Tr.	387	1619	28,9	30,0	1,2	0	0	70
Sbrinz, 45 % F.i.Tr.	426	1782	32,0	33,0	1,5	0	0	77
Schnittkäse								
Appenzeller, 50 % F.i.Tr.	390	1632	25,4	31,6	1,3	0	0	74
Balsfjord, 45 % F.i.Tr.	347	1452	25,0	27,0	0,9	0	0	54
Bavaria blue, 70 % F.i.Tr.	414	1732	13,2	40,0	1,6	0	0	112
Bleu d'Auvergne, 50 % F.i.Tr.	360	1506	22,9	29,6	1,2	0	0	69
Bleu de Bresse, 50 % F.i.Tr.	360	1506	22,9	29,6	1,2	0	0	69
Butterkäse, 30 % F.i.Tr.	246	1029	26,3	15,4	0,6	0	0	36
Butterkäse, 45 % F.i.Tr.	301	1259	21,7	23,5	0,9	0	0	54
Butterkäse, 50 % F.i.Tr.	318	1331	19,4	26,5	1,1	0	0	62
Butterkäse, 60 % F.i.Tr.	385	1611	17,0	34,7	1,4	0	0	81
Butterkäse, Ziegen-, 48 % F.i.Tr.	332	1389	21,6	27,0	0,7	0	0	45

Nährstoffgehalt ausgewählter Nahrungsmittel (pro 100 g verzehrfertiger Anteil)	kcal	kJ	EW (g)	F (g)	MUF (g)	KH (g)	BS (g)	Chol (mg)
Cambozola, 70 % F.i.Tr.	414	1732	13,2	40,0	1,6	0	0	112
Danablu, 50 % F.i.Tr.	360	1506	22,9	29,6	1,2	0	0	69
Danbo, 45 % F.i.Tr.	329	1377	24,1	25,4	1,0	0	0	59
Edamer, 30 % F.i.Tr.	257	1075	27,3	16,0	0,6	0	0	37
Edamer, 40 % F.i.Tr.	303	1268	24,8	22,3	1,0	0	0	52
Esrom, 45 % F.i.Tr.	301	1259	21,7	23,5	1,0	0	0	54
Fontina, 45 % F.i.Tr.	329	1377	25,0	25,0	1,0	0	0	58
Freiburger Vacherin, 50 % F.i.Tr.	357	1494	25,6	28,0	1,1	0	0	65
Geheimratskäse, 50 % F.i.Tr.	358	1498	22,2	29,6	1,1	0	0	69
Gouda, 48 % F.i.Tr.	346	1448	22,7	28,0	1,1	0	0	65
Hardanger (Ziegenkäse)	340	1423	25,0	26,3	0,7	0	0	44
Havarti, 45 % F.i.Tr.	328	1372	24,1	25,4	1,0	0	0	59
Jarlsberg, 45 % F.i.Tr.	352	1473	26,7	26,9	1,1	0	0	69
Maasdamer, 45 % F.i.Tr	356	1450	25,9	27,6	1,1	0	0	64
Pyrenäenkäse, 50 % F.i.Tr.	359	1502	22,3	29,6	1,2	0	0	69
Raclette, 48 % F.i.Tr.	346	1448	22,7	28,0	1,1	0	0	65
Roquefort, 52 % F.i.Tr.	374	1565	21,0	32,0	0,8	0	0	72
Tête de Moine, 50 % F. i.Tr.	388	1623	24,5	32,0	1,3	0	0	74
Tilsiter, 45 % F.i.Tr.	328	1372	24,1	25,4	0,1	0	0	59
Tilsiter, 50 % F.i.Tr.	359	1502	22,3	29,6	1,2	0	0	69
Trappistenkäse, 45 % F.i.Tr.	345	1443	25,1	26,8	1,1	0	0	62
Wilstermarschkäse, 50 % F.i.Tr.	359	1500	22,3	29,6	1,2	0	0	58
Ziegenkäse, 48 % F.i.Tr.	355	1485	23,8	28,5	0,7	0	0	47
Ziegenkäse, 45 % F.i.Tr.	313	1310	22,9	24,4	0,6	0	0	41

Nährstoffgehalt ausgewählter Nahrungsmittel (pro 100 g verzehrfertiger Anteil)	kcal	kJ	EW (g)	F (g)	MUF (g)	KH (g)	BS (g)	Chol (mg)
Weichkäse (mit Innen- und/oder Außenschimmel)								
Bresso, 70 % F.i.Tr.	419	1753	13,7	40,5	1,6	0	0	112
Brie, 45 % F.i.Tr.	281	1176	21,0	21,8	0,9	0	0	51
Brie, 50 % F.i.Tr.	315	1318	21,1	25,5	1,0	0	0	72
Brie, 60 % F.i.Tr.	367	1536	16,8	33,2	1,3	0	0	93
Camembert, 60 % F.i.Tr.	367	1536	16,8	33,2	1,3	0	0	93
Camembert, 50 % F.i.Tr.	315	1318	21,1	25,5	1,0	0	0	72
Camembert, 45 % F.i.Tr.	281	1176	21,0	21,8	0,9	0	0	51
Camembert, 40 % F.i.Tr.	257	1075	22,0	18,7	0,7	0	0	44
Camembert, 30 % F.i.Tr.	207	866	22,8	12,8	0,5	0	0	30
- Back-, 45 % F.i.Tr.	306	1280	19,0	17,0	0,7	19,0	0	40
Edelpilzkäse, 45 % F.i.Tr.	284	1188	18,5	23,0	0,9	0	0	53
Edelpilzkäse, 60 % F.i.Tr.	430	1799	19,1	39,1	1,6	0	0	90
Edelpilzkäse, 70 % F.i.Tr.	463	1937	14,6	44,7	1,6	0	0	104
Gorgonzola, 50 % F.i.Tr.	315	1315	21,1	25,5	1,0	0	0	72
Limburger, 20 % F.i.Tr.	188	787	26,4	9,0	0,4	0	0	21
Limburger, 40 % F.i.Tr.	272	1138	23,2	19,7	0,8	0	0	46
Limburger, 50 % F.i.Tr.	316	1322	20,0	26,0	0,9	0	0	61
Münster, 45 % F.i.Tr.	295	1234	21,6	23,0	0,9	0	0	54
Münster, 50 % F.i.Tr.	316	1322	20,0	26,0	1,1	0	0	61
Romadur, 20 % F.i.Tr.	188	787	26,4	9,0	0,4	0	0	21
Romadur, 40 % F.i.Tr.	272	1138	23,2	19,7	0,8	0	0	46
Romadur, 60 % F.i.Tr.	382	1598	17,0	34,7	1,4	0	0	81
Weichkäse, 60 % F.i.Tr.	367	1536	16,8	33,2	1,3	0	0	93
Weichkäse, 70 % F.i.Tr.	414	1732	13,2	40,0	1,6	0	0	112
Weinkäse, 20 % F.i.Tr.	196	820	27,6	9,3	0,4	0	0	35
Weinkäse, 45 % F.i.Tr.	295	1236	21,6	23,0	0,9	0	0	54
Weißlacker, 45 % F.i.Tr.	294	1230	20,8	23,0	0,9	0	0	54
Weißlacker, 50 % F.i.Tr.	327	1368	20,0	27,0	1,1	0	0	63
Ziegenkäse, 45 % F.i.Tr.	281	1176	21,0	21,8	0,3	0	0	35
Ziegenkäse, 60 % F.i.Tr.	367	1535	16,8	33,2	0,9	0	0	*

Nährstoffgehalt ausgewählter Nahrungsmittel (pro 100 g verzehrfertiger Anteil)	kcal	kJ	EW (g)	F (g)	MUF (g)	KH (g)	BS (g)	Chol (mg)
Sauermilch- und Molkenkäse								
Gjetost, 35 % F.i.Tr.	454	1900	12,0	28,7	1,2	36,1	0	67
Mainzer Handkäse, Korbkäse, Quargel, Harzer Käse, 2 % F.i.Tr.	129	540	30,0	0,7	+	0	0	3
Schmelzkäse								
Schnittfester Schmelzkäse								
- mit 20 % F.i.Tr.	222	929	27,0	12,0	0,5	1,0	0	27
- mit 30 % F.i.Tr.	219	916	14,8	13,6	0,5	8,9	0	31
- mit 45 % F.i.Tr.	298	1247	20,0	24,0	1,0	0	0	55
- mit 50 % F.i.Tr.	347	1452	17,0	29,0	1,2	4,0	0	66
- geräuchert, 45 % F.i.Tr.	308	1289	16,6	24,0	1,0	5,9	0	55
Streichfähiger Schmelzkäse								
Käseecke, 20 % F.i.Tr.	190	795	17,0	10,0	0,4	7,5	0	23
Käseecke, 30 % F.i.Tr.	211	883	15,0	14,0	0,6	5,7	0	32
Käseecke, 40 % F.i.Tr.	253	1059	15,0	19,0	0,8	5,0	0	44
Käseecke, 45 % F.i.Tr.	290	1213	15,7	22,3	0,9	6,3	0	52
Käseecke, 50 % F.i.Tr.	321	1343	12,0	27,2	1,1	6,7	0	62
Käseecke, 60 % F.i.Tr.	340	1423	10,3	31,5	1,3	3,4	0	73
Kochkäse, 10 % F.i.Tr.	103	431	14,7	3,0	0,1	3,8	0	7
Kochkäse, 20 % F.i.Tr.	125	523	13,8	5,9	0,2	3,7	0	14

Zeichenerklärung: *) keine Daten +) in Spuren

Nährstoffgehalt ausgewählter Nahrungsmittel (pro 100 g verzehrfertiger Anteil)	kcal	kJ	EW (g)	F (g)	MUF (g)	KH (g)	BS (g)	Chol (mg)
FLEISCH, FLEISCHERZEUGNISSE UND WURST								
1. Fleisch								
Schweinefleisch								
Backe	539	2255	9,9	55,5	+	+	0	*
Bauchspeck, durchwachsen, frisch	324	1356	14,0	29,0	+	+	0	60
Bug (Schulter)	271	1134	17,0	22,5	+	+	0	70
Eisbein (Hinterhaxe)	186	778	19,0	12,2	+	+	0	70
Filet (Lende)	106	444	21,5	2,0	+	+	0	70
Hackfleisch	271	1134	17,0	22,5	+	+	0	70
Kamm	197	824	16,7	13,8	+	+	0	70
Kasseler (gepök. Nacken)	237	992	20,9	17,0	*	+	0	70
Keule (Schlegel, Hinterschinken)	274	1146	16,9	22,9	+	+	0	85
Kopf	324	1356	15,6	29,1	+	+	0	*
Kotelett	150	628	20,3	7,6	+	+	0	60
Mett	318	1331	17,5	27,5	*	+	0	70
Muskelfleisch, ohne Fett	105	439	22,0	1,9	+	+	0	70
Rückenspeck, frisch	759	3176	4,1	82,5	+	+	0	100
Schnitzel (Oberschale)	106	444	22,2	1,9	+	+	0	70
Speck (Flomen)	854	3573	1,2	94,4	+	+	0	*
Herz	87	364	15,9	2,1	0,9	1,6	0	154
Leber	133	556	20,4	4,5	1,1	0,5	0	350
Niere	96	402	16,0	3,2	+	0,8	0	365
Zunge	207	866	13,7	15,7	+	0,5	0	*
Rindfleisch								
Cornedbeef (deutsch)	141	590	21,7	6,0	*	0	0	70
Filet	121	506	21,2	4,0	0,1	+	0	70
Hackfleisch	216	904	22,5	14,0	*	+	0	*

Nährstoffgehalt ausgewählter Nahrungsmittel (pro 100 g verzehrfertiger Anteil)	kcal	kJ	EW (g)	F (g)	MUF (g)	KH (g)	BS (g)	Chol (mg)
Hochrippe (Rostbraten)	161	674	20,2	8,9	0,3	+	0	*
Kamm (Hals)	150	628	19,3	8,1	0,3	+	0	*
Keule (Schlegel) i. D.	148	619	21,0	7,1	0,2	+	0	120
Lende (Roastbeef)	130	544	22,4	4,5	0,2	+	0	60
Luncheon meat (Frühstücksfleisch)	294	1230	14,7	25,4	*	1,6	0	85
Muskelfleisch, ohne Fett	105	439	21,3	1,7	0,1	1,1	0	58
Ochsenschwanz	184	770	20,1	11,5	*	+	0	*
Rindfleisch in Dosen, i. D.	196	820	18,5	13,6	*	+	0	70
Roulade (Keule, mager)	116	485	21,6	3,2	+	+	0	60
Schabefleisch (Tatar)	112	469	21,2	3,0	*	+	0	70
Schulter (Blatt, Bug)	153	640	18,4	8,8	+	+	0	60
Suppenfleisch (Brust)	244	1021	22,0	17,0	+	+	0	70
Tafelspitz (Keule)	184	770	18,4	12,0	+	+	0	70
Herz	124	519	16,8	6,0	0,2	0,6	0	150
Hirn	130	544	10,4	9,6	*	0,4	0	2000
Leber	121	506	20,3	2,1	0,7	5,3	0	260
Lunge	99	414	18,1	2,9	*	+	0	235
Niere	116	485	16,6	5,1	0,1	0,9	0	350
Zunge	209	874	16,0	15,9	0,2	0,4	0	108
Kalbfleisch								
Braten i. D.	112	469	21,1	3,1	+	+	0	70
Brust	131	548	18,6	6,3	*	+	0	*
Filet	95	397	20,6	1,4	*	+	0	70
Haxe	98	410	20,9	1,6	*	+	0	70
Keule (Schlegel)	97	406	20,7	1,6	0,1	+	0	70
Kotelett	112	469	21,1	3,1	0,2	+	0	70
Muskelfleisch, ohne Fett	95	397	21,9	0,8	0,3	+	0	70
Schnitzel	99	414	20,7	1,8	*	+	0	70
Bries	99	414	17,2	3,4	*	0	0	250

Nährstoffgehalt ausgewählter Nahrungsmittel (pro 100 g verzehrfertiger Anteil)	kcal	kJ	EW (g)	F (g)	MUF (g)	KH (g)	BS (g)	Chol (mg)
Herz	114	477	15,9	5,1	0,3	1,0	0	140
Hirn	111	464	10,1	7,6	0,3	0,5	0	2000
Leber	130	544	19,2	4,1	0,6	4,0	0	360
Lunge	90	377	17,5	2,2	+	+	0	370
Niere	128	536	16,7	6,4	0,1	0,8	0	380
Zunge	128	536	17,1	6,2	*	0,9	0	140
Lamm- und Hammelfleisch								
Brust	381	1594	12,0	37,0	*	+	0	*
Filet	112	467	20,4	3,4	0,1	+	0	70
Keule (Schlegel)	234	979	18,0	18,0	0,8	+	0	70
Kotelett	348	1456	14,9	32,0	0,7	+	0	70
Lende	194	812	18,7	13,2	*	+	0	65
Muskelfleisch, ohne Fett	112	467	20,4	3,4	0,1	+	0	70
Schnitzel	131	548	19,1	6,1	0,2	+	0	70
Herz	158	661	16,8	10,0	0,4	0,2	0	140
Hirn	128	536	10,9	9,1	*	0,6	0	2200
Leber	133	556	21,2	4,0	*	3,0	0	300
Lunge	95	397	18,4	2,3	*	0,2	0	215
Zunge	194	812	13,5	14,8	*	1,7	0	*
2. Fleischerzeugnisse und Wurst								
Fleischbrühen und Fleischextrakte								
Bouillon, Rinds-, Instant, Trockenprodukt	150	628	20,0	10,0	*	+	0	*
Bouillon, Rinds-, Instant, verzehrfertig	3	14	0,4	0,2	*	+	0	*
Fette Brühe, Instant, Trockenprodukt	351	1469	22,0	26,5	*	6,0	0	*
Fleischextrakt, konzentriert	247	1033	56,6	0,9	*	3,0	0	*

Nährstoffgehalt ausgewählter Nahrungsmittel (pro 100 g verzehrfertiger Anteil)	kcal	kJ	EW (g)	F (g)	MUF (g)	KH (g)	BS (g)	Chol (mg)
Fleischbrühe, Instant, verzehrfertig	14	59	0,8	0,8	*	0,8	0	*
Fleischbrühe, Instant, Trockenprodukt	700	2929	40,0	40,0	*	40,0	0	*
Fleischsuppe, Klare, verzehrfertig	6	25	0,4	0,4	*	0,3	0	*
Gekörnte Brühe, Instant, verzehrfertig	4	17	0,5	0,2	*	0,1	0	*
Gekörnte Brühe, Instant, Trockenprodukt	193	808	24,0	8,5	*	5,0	0	*
Hühnersuppe, Instant, verzehrfertig	6	25	0,3	0,2	*	0,6	0	*
Hühnersuppe, Instant, Trockenprodukt	293	1226	13,8	12,2	*	32,1	0	*
Klare Brühe, Instant, verzehrfertig	5	21	0,5	0,2	*	0,2	0	*
Klare Brühe, Instant, Trockenprodukt	242	1013	23,5	12,0	*	10,0	0	*
Wurst- und Fleischwaren								
Bierschinken	169	707	16,6	11,4	*	+	0	85
Bierschinken, Truthahn-	200	837	10,0	16,0	*	4	0	*
Blutwurst	301	1259	10,0	29,0	*	+	0	85
Bockwurst	277	1159	12,3	25,3	*	+	0	100
Bratwurst, Kalbs-	266	1113	10,3	25,0	*	+	0	100
Bratwurst, Schweins-	298	1247	9,8	28,8	3,5	+	0	100
Brühwurst-Aufschnitt, fettreduziert	190	795	15,0	14,0	*	1,0	0	*
Bündner Fleisch	128	536	17,0	6,0	*	+	0	60
Cervelatwurst	394	1649	20,3	34,8	4,0	+	0	85

Nährstoffgehalt ausgewählter Nahrungsmittel (pro 100 g verzehrfertiger Anteil)	kcal	kJ	EW (g)	F (g)	MUF (g)	KH (g)	BS (g)	Chol (mg)
Cervelatwurst, fettreduziert	300	1255	20,0	24,0	*	1,0	0	*
Cervelatwurst, leicht	275	1151	20,0	21,0	*	+	0	*
Cornedbeef, amerikanisch	209	875	25,0	12,0	*	+	0	70
Currywurst	300	1255	11,9	28,0		+	0	85
Dosenwürstchen	228	954	13,0	19,6	*	+	0	100
Fleischkäse (Leberkäse)	297	1243	12,4	27,5	2,0	+	0	85
Fleischrotwurst, leicht	180	753	17,0	12,0	*	1,0	0	*
Fleischwurst (Lyoner)	296	1239	9,9	28,5	3,0	+	0	85
Fleischwurst, fettreduziert	195	816	14,0	15,0	*	1,0	0	*
Fleischwurst, Kalbs-	320	1339	13,0	30,0	*	+	0	61
Frankfurter Würstchen	272	1138	13,1	24,4	2,0	+	0	65
Geflügel-Fleischpastete	139	582	7,0	18,0	*	1,0	0	*
Geflügelmortadella	191	799	13,0	15,0	*	1,0	0	*
Geflügel-Schinkenwurst	173	724	13,0	13,0	*	1,0	0	*
Geflügelsülze mit Curry	73	305	15,0	1,0	*	1,0	+	*
Geflügelwurst, mager	108	452	16,2	4,8	*	+	0	*
Gelbwurst	281	1176	9,6	26,9	*	+	0	*
Hackfleisch, halb und halb	260	1088	20,0	20,0	1,3	+	0	65
Jagdwurst	205	858	14,8	25,0	*	+	0	85
Kabanossi	394	1649	20,3	34,8	*	+	0	85
Katenrauchwurst, leicht	275	1151	20,0	21,0	*	1,5	0	*
Knackwurst	300	1255	11,9	28,0	*	+	0	*
Krakauer	264	1105	14,0	23,0	*	+	0	51
Lachsschinken	156	653	20,0	7,0	*	+	0	65
Landleberwurst, fettreduziert	280	1172	14,0	24,0	*	2,0	0	*
Leberpastete	314	1314	14,2	28,6	*	+	0	150
Leberwurst, grob	328	1372	15,9	29,2	*	+	0	85
Leberwurst, Kalbs-, fettreduziert	260	1088	15,0	21,0	*	2,0	0	*

Nährstoffgehalt ausgewählter Nahrungsmittel (pro 100 g verzehrfertiger Anteil)	kcal	kJ	EW (g)	F (g)	MUF (g)	KH (g)	BS (g)	Chol (mg)
Leberwurst, Kalbs-, fein, leicht	245	1025	17,0	19,0	*	1,5	0	*
Leberwurst, Kalbs-, grob, leicht	227	950	17,0	17,0	*	1,5	0	*
Leberwurst, Pfälzer, fettreduziert	253	1059	14,0	21,0	*	2,0	0	*
Leberwurst, mager	257	1075	17,0	21,0	*	+	0	85
Mettwurst, Bauern-, fettreduziert	253	1059	14,0	21,0	*	2,0	0	*
Mettwurst, Braunschweiger	390	1632	13,9	37,2	2,0	+	0	85
Mettwurst	352	1473	14,0	33,0	*	+	0	53
Mortadella	345	1443	12,4	32,8	3,0	+	0	85
Putenbrustsülze mit Champignons	82	343	15,0	2,0	*	1,0	0	*
Puten-Cocktailsülze	95	397	15,0	3,0	*	2,0	+	*
Rindersaftschinken, gekocht/geräuchert	106	444	21,0	2,0	*	1,0	0	*
- in Aspik	77	322	15,0	1,0	*	2,0	+	*
- in Aspik mit Champignons	73	305	15,0	1,0	*	1,0	+	*
Rotwurst (Blutwurst)	301	1259	10,0	29,0	4,0	+	0	680
Rotwurst, Thüringer	241	1008	21,0	17,0	*	1,0	0	135
Salami	371	1552	18,5	33,0	5,0	+	0	85
Salami, leicht	275	1151	20,0	21,0	*	1,5	0	*
Salami, fettreduziert	310	297	22,0	24,0	*	1,0	0	*
Salami, Rinds-	232	971	21,0	16,0	*	+	0	*
Schinken, gekocht, ohne Fettrand	150	628	29,7	2,9	0,3	+	0	*
Schinken, gekocht, i. D.	193	808	19,5	12,8	1,2	+	0	85
Schinken, roh, geräuchert	383	1603	16,9	35,0	2,8	+	0	110
Schinkenspeck	402	1682	15,0	36,0	*	+	0	110

Nährstoffgehalt ausgewählter Nahrungsmittel (pro 100 g verzehrfertiger Anteil)	kcal	kJ	EW (g)	F (g)	MUF (g)	KH (g)	BS (g)	Chol (mg)
Schinkensülze mit Mixed Pickles	95	397	16,0	3,0	*	1,0	*	*
Schinkenwurst-Aufschnitt, fettreduziert	200	837	15,0	14,0	*	1,0	0	*
Schinkenwurst, leicht	275	1151	20,0	21,0	*	1,5	0	*
Schinkenwurst mit Zusätzen**	169	707	16,6	11,4	*	+	+	85
Schinkenwurst, Truthahn-	195	816	15,0	14,0	*	1,0	0	*
Speck, durchwachsen, geräuchert	621	2598	9,1	65,0	6,6	+	0	90
Teewurst	366	1531	14,0	35,0	*	+	0	60
Teewurst, fettreduziert	310	1297	15,0	27,0	*	1,0	0	*
Weißwurst, Münchner	287	1201	11,1	27,0	*	+	0	100
Wiener Würstchen	296	1239	10,2	28,3	*	+	0	85
Wiener Würstchen, fettreduziert	195	816	14,0	15,0	*	1,0	0	*

Zeichenerklärung: *) keine Daten +) in Spuren i. D.) im Durchschnitt
**) Viele Wurstwaren sind mit Zusätzen wie Paprika, Champignons, Pistazien, Kräutern etc. im Handel. Die Nährwerte unterscheiden sich nicht wesentlich.

GEFLÜGEL, WILD, SONSTIGE FLEISCHARTEN

	kcal	kJ	EW (g)	F (g)	MUF (g)	KH (g)	BS (g)	Chol (mg)
1. Geflügel								
Ente i. D.	227	950	18,1	17,2	3,1	+	0	70
Gans i. D.	342	1431	15,7	31,0	4,4	+	0	75
Hähnchenbrust mit Haut	145	607	22,2	6,2	1,9	+	0	66
Hähnchenkeule mit Haut	174	728	18,2	11,2	2,6	+	0	85
Huhn, Brathähnchen	166	695	19,9	9,6	2,5	+	0	99
Huhn, Suppenhuhn	257	1075	18,5	20,3	5,6	+	0	75
Hühnerherz	124	519	17,3	5,3	*	1,8	0	170

Nährstoffgehalt ausgewählter Nahrungsmittel (pro 100 g verzehrfertiger Anteil)	kcal	kJ	EW (g)	F (g)	MUF (g)	KH (g)	BS (g)	Chol (mg)
Hühnerleber	136	569	22,1	4,7	*	1,2	0	492
Maiskorn-Hähnchen	151	632	22,0	7,0	*	+	0	*
Putenbrust ohne Haut	105	439	24,1	1,0	0,2	+	0	60
Putenherz	118	494	16,0	6,0	*	+	0	*
Putenkeule ohne Haut	114	477	20,5	3,6	0,9	+	0	75
Putenleber	111	464	21,0	3,0	*	*	0	*
Puter, ausgewachsen, i. D.	212	887	19,2	15,0	4,4	+	0	74
Puter, jung, i. D.	179	749	22,4	6,8	2,4	+	0	75
Stubenküken	116	485	20,0	4,0	*	+	0	*
2. Wild und Wildgeflügel								
Fasan	169	707	22,0	9,0	*	+	0	*
Flugente	227	950	18,0	17,0	*	+	0	*
Hase	113	473	21,6	3,0	0,1	+	0	65
Hirsch	112	469	20,6	3,3	*	+	0	110
Kaninchen i. D	152	636	20,8	7,6	1,5	+	0	70
Kaninchenkeule	115	481	22,0	3,0	*	+	0	*
Perlhuhn	145	607	20,0	7,0	*	+	0	*
Reh, Keule (Schlegel)	97	406	21,4	1,3	*	+	0	110
- Rücken	122	510	22,4	3,6	0,1	+	0	110
Taube	226	945	16,0	18,0	*	+	0	*
Wildschwein, Keule	109	456	20,0	3,0	*	+	0	65
3. Sonstige Fleischarten								
Pferd i. D.	107	448	20,6	2,7	0,6	+	0	60
Ziege i. D.	149	623	19,5	7,9	*	+	0	*

Zeichenerklärung: *) keine Daten +) in Spuren i. D.) im Durchschnitt

Nährstoffgehalt ausgewählter Nahrungsmittel (pro 100 g verzehrfertiger Anteil)	kcal	kJ	EW (g)	F (g)	MUF (g)	KH (g)	BS (g)	Chol (mg)
FISCHE UND FISCHERZEUGNISSE								
1. Süßwasserfische								
Aal, Flussaal	281	1176	15,0	24,5	3,2	+	0	164
Barsch, Flussbarsch	81	339	18,4	0,8	0,1	+	0	72
Brasse (Brachse)	116	485	16,6	5,5	1,6	+	0	*
Felchen (Renke)	100	418	17,8	3,2	1,0	+	0	*
Forelle (Bachforelle)	102	427	19,5	2,7	1,0	+	0	55
Hecht	82	343	18,4	0,9	0,4	+	0	63
Karpfen	115	481	18,0	4,8	1,1	+	0	75
Lachs	202	845	19,9	13,6	5,3	+	0	44
Schleie	77	322	17,7	0,7	*	+	0	*
Waller (Wels)	163	682	15,3	11,3	*	+	0	*
Zander	83	347	19,2	0,7	0,2	+	0	*
2. Seefische								
Flunder	72	301	16,5	0,7	*	+	0	50
Heilbutt	101	423	20,1	2,3	1,0	+	0	41
Hering	236	987	8,2	17,8	4,2	+	0	77
Heringsfilet	207	866	18,0	15,0	4,1	+	0	60
Hering, Ostsee-	155	649	18,1	9,2	2,3	+	0	44
Kabeljau (Dorsch)	73	305	17,4	0,4	0,2	+	0	50
Kabeljaufilet	68	285	17,0	+	+	+	0	30
Katfisch (Seewolf)	88	368	15,8	2,8	*	+	0	*
Lengfisch	81	339	19,0	0,6	*	+	0	*
Makrele	180	753	18,8	11,6	2,4	+	0	70
Meeräsche	120	502	20,4	4,3	*	+	0	*
Rotbarsch (Goldbarsch)	105	439	18,2	3,6	0,9	+	0	38
Rotzunge	72	301	15,5	1,1	*	+	0	*
Sardelle	101	423	20,1	2,3	*	+	0	*
Sardine	124	519	19,4	5,2	1,6	+	0	*

Nährstoffgehalt ausgewählter Nahrungsmittel (pro 100 g verzehrfertiger Anteil)	kcal	kJ	EW (g)	F (g)	MUF (g)	KH (g)	BS (g)	Chol (mg)
Schellfisch	77	322	17,9	0,6	0,2	+	0	60
Scholle	86	360	17,1	1,9	*	+	0	63
Schwertfisch	117	490	19,4	4,4	*	+	0	*
Seehecht	91	381	17,2	2,5	0,8	+	0	*
Seelachs (Köhler)	80	335	18,3	0,8	0,2	+	0	33
Seezunge	83	347	17,5	1,4	0,3	+	0	60
Sprotte	216	904	16,7	16,6	*	+	0	*
Steinbutt	82	343	16,7	1,7	*	+	0	*
Thunfisch	226	946	21,5	15,5	4,6	+	0	*
Walfleisch	123	515	23,2	3,4	*	+	0	*
3. Fischerzeugnisse**								
Aal, geräuchert	329	1377	17,9	28,6	3,3	+	0	190
Bismarckhering	210	879	16,5	16,0	3,5	+	0	60
Brathering	204	854	16,8	15,2	*	+	0	87
Bückling	224	937	21,2	15,5	4,7	+	0	90
Flunder, geräuchert	110	461	23,3	1,9	*	+	0	*
Forelle, geräuchert	130	544	24,8	3,4	*	+	0	60
Hering in Gelee	164	686	12,7	12,6	*	+	0	36
Hering in Tomatensauce	204	855	14,8	15,0	*	2,4	0	42
Heringsmilch	109	456	20,9	2,8	*	*	0	*
Heringsrogen	132	552	26,0	3,1	*	*	0	*
Katfisch, geräuchert	124	519	23,0	3,6	*	+	0	*
Kaviar, Echter russischer	244	1021	26,1	15,5	*	+	0	300
Kaviarersatz	115	481	14,0	6,5	*	+	0	*
Krabben (Shrimps, Dose)	92	385	17,4	2,5	*	+	0	100
Krebsfleisch (Dose)	87	364	18,0	1,7	*	+	0	*
Lachs, geräuchert	315	1318	28,5	19,4	0,2	+	0	42
Lachs in Öl (Glas)	271	1134	16,4	22,8	*	+	0	*
Lachsersatz in Öl	150	628	19,5	8,0	*	+	0	*
Makrele, geräuchert	222	929	20,7	15,5	*	+	0	83

Nährstoffgehalt ausgewählter Nahrungsmittel (pro 100 g verzehrfertiger Anteil)	kcal	kJ	EW (g)	F (g)	MUF (g)	KH (g)	BS (g)	Chol (mg)
Matjeshering	267	1117	16,0	22,6	5,0	+	0	60
Ölsardine (Dose)	222	929	24,1	13,9	3,2	+	0	140
Rotbarsch, geräuchert	145	607	23,8	5,5	*	+	0	*
Salzhering	218	912	19,8	15,4	*	+	0	*
Schellfisch, geräuchert	93	389	22,1	0,5	*	+	0	*
Schillerlocken	302	1264	21,3	24,1	4,6	+	0	*
Seelachs, geräuchert	98	410	26,1	7,0	*	+	0	44
Stockfisch	339	1418	79,2	2,5	*	+	0	*
Thunfisch in Öl	283	1184	23,8	20,9	*	+	0	32

Zeichenerklärung: *) keine Daten +) in Spuren
**) Die Angaben für Räucherfisch beziehen sich auf den verzehrbaren Anteil ohne Haut. Durch das Räuchern nimmt der Wassergehalt des Fisches deutlich ab, die Nährstoffe und die Kalorien konzentrieren sich, sodass man von 20 % mehr Energie, Eiweiß und Fett als beim frischen Fisch ausgehen kann (Faustregel!). Bei den in Öl eingelegten Fischteilen liegt das Gesamtprodukt (Fisch und Ölanteil) zugrunde.

MEERESFRÜCHTE, KRUSTEN- UND WEICHTIERE								
Austern	66	276	9,0	1,2	0,1	4,8	0	260
Garnele (Speisekrabbe)	87	364	18,6	1,4	*	+	0	138
Hummer	81	339	15,9	1,9	*	+	0	135
Krebs (Flusskrebs)	65	272	15,0	0,5	*	+	0	158
Languste	84	351	17,2	1,1	0,5	1,3	0	140
Miesmuschel	51	213	9,8	1,3	*	+	0	150
Pilgermuschel	63	264	15,6	0,1	*	+	0	190
Schildkröte**	77	322	17,5	0,8	*	+	0	*
Steckmuschel	54	226	10,5	1,3	*	+	0	113
Tintenfisch	68	285	15,3	0,8	*	+	0	170
Weinbergschnecke	73	305	16,0	1,0	*	*	0	*

Zeichenerklärung: *) keine Daten +) in Spuren
**) Aus Gründen des Artenschutzes sollte man auf den Verzehr von Schildkrötenfleisch und Produkten daraus verzichten.

Nährstoffgehalt ausgewählter Nahrungsmittel (pro 100 g verzehrfertiger Anteil)	kcal	kJ	EW (g)	F (g)	MUF (g)	KH (g)	BS (g)	Chol (mg)
GETREIDE UND GETREIDEERZEUGNISSE								
1. Getreide, Mehle und andere Mahlprodukte								
Amaranth	365	1527	14,6	8,8	4,1	56,8	*	0
Buchweizen, Grütze	345	1443	8,1	1,6	0,6	72,6	3,2	0
- Korn, geschält	340	1423	10,0	1,7	0,7	71,3	3,7	0
- Vollmehl	340	1423	10,0	1,7	1,1	70,7	3,7	0
Gerste, Korn	315	1318	10,6	2,1	1,3	63,3	9,8	0
- Graupen	338	1414	10,4	1,4	0,2	71,0	4,6	0
- Vollkornmehl	350	1464	10,6	1,9	0,2	72,0	*	0
Getreidesprossen i. D.	73	305	3,2	0,4	*	13,0	2,5	*
Grünkern (Dinkel), Korn	320	1339	11,6	2,7	*	62,4	8,8	0
- Mehl	332	1389	13,3	2,5	*	64,0	8,4	0
Hafer, Korn	359	1502	12,6	7,1	3,0	59,8	5,6	0
- Kleieflocken	310	1297	17,8	8,5	3,6	40,5	19,0	0
- Vollkornflocken	354	1481	12,3	8,0	3,2	58,1	9,5	0
- Instantflocken	351	1469	13,3	7,7	3,1	57,2	9,5	0
- Schmelzflocken	354	1481	12,3	8,0	3,2	58,1	9,5	0
- Grütze	361	1510	13,9	5,8	2,5	69,7	3,6	0
Hirse, Korn, entspelzt	354	1481	10,6	3,9	1,9	69,0	3,8	0
Mais, Korn	333	1393	9,2	3,8	1,7	65,0	9,2	0
- Popcorn	368	1540	12,7	5,0	2,0	68,0	10,0	0
- Maisgrieß (Polentagrieß)	339	1418	8,8	1,1	+	73,5	*	0
- Vollmehl	333	1393	9,0	2,8	1,5	66,9	9,2	0
Quinoa, Korn	343	1435	13,8	5,0	2,6	60,8	4,4	0
Reis, Korn, Naturreis	348	1456	7,4	2,2	0,8	73,4	2,2	0
- poliert, roh	347	1452	7,0	0,6	0,2	78,4	1,4	0
- gekocht	115	481	2,3	0,2	+	25,9	0,5	0
- poliert, parboiled, roh	345	1443	6,5	0,5	0,1	78,4	1,4	0
-gekocht	106	444	2,0	0,2	0,1	24,0	0,3	0
- Mehl	351	1469	7,2	0,7	0,1	79,1	*	0

Nährstoffgehalt ausgewählter Nahrungsmittel (pro 100 g verzehrfertiger Anteil)	kcal	kJ	EW (g)	F (g)	MUF (g)	KH (g)	BS (g)	Chol (mg)
Roggen, Korn	264	1105	8,7	1,7	0,8	60,7	13,2	0
- Flocken	307	1285	12,0	1,7	0,8	61,0	10,0	0
- Mehl, Type 815	300	1255	6,9	1,0	0,3	71,0	6,5	0
- Mehl, Type 997	299	1251	7,4	1,1	0,3	68,0	8,6	0
- Mehl, Type 1150	295	1234	8,9	1,3	0,4	67,8	8,0	0
- Vollkornmehl, Type 1800	273	1142	10,8	1,5	0,4	59,0	13,7	0
- Keime, getrocknet	400	1674	42,0	11,2	5,3	32,7	*	0
- Speisekleie	176	736	18,0	4,3	+	16,3	47,5	0
Weizen, Korn	304	1272	11,4	2,0	1,2	61,0	10,4	0
- Grieß	324	1356	10,8	1,0	0,4	69,0	7,1	0
- Mehl, Type 405	339	1418	10,6	1,0	0,4	71,0	4,0	0
- Mehl, Type 550	339	1418	10,9	1,1	0,4	70,8	4,1	0
- Mehl, Type 1050	330	1381	11,6	1,8	0,7	67,0	5,2	0
- Vollkornmehl, Type 1700	306	1280	11,2	2,0	0,8	59,7	12,9	0
- Keime, getrocknet	311	1301	26,6	9,2	5,9	30,6	17,7	0
- Speisekleie	176	736	14,9	4,7	2,4	18,0	45,4	0
2. Stärkemehle								
Kartoffelstärke	336	1406	0,6	0,1	+	83,1	+	0
Maisstärke	346	1448	0,4	0,1	+	85,9	+	0
Reisstärke	343	1435	0,8	0	+	85,0	+	0
Weizenstärke	333	1393	0,4	0,1	+	86,1	+	0
3. Brote und Brötchen								
Roggenbrot	216	904	6,2	1,0	0,5	45,7	6,5	0
Roggenbrötchen	210	879	6,4	1,1	0,6	43,7	6,2	0
Roggenmischbrot	210	879	6,4	1,1	0,6	43,7	6,2	0
Roggenvollkornbrot	193	808	6,8	1,2	0,6	38,8	8,1	0
Weißbrot	238	996	7,5	1,2	0,7	48,0	3,0	0
Weizenbrötchen (Semmel)	272	1138	8,3	1,9	0,3	55,5	3,0	0
Weizenmischbrot	225	941	6,2	1,1	0,7	47,7	4,6	0

Nährstoffgehalt ausgewählter Nahrungsmittel (pro 100 g verzehrfertiger Anteil)	kcal	kJ	EW (g)	F (g)	MUF (g)	KH (g)	BS (g)	Chol (mg)
Weizenvollkornbrot	199	833	7,8	1,0	0,4	41,0	8,4	0
Weizentoastbrot	257	1075	6,9	4,5	0,6	48,0	3,6	0
Baguette	270	1130	7,9	0,7	0,4	55,4	3,0	*
Knäckebrot	318	1331	10,0	1,5	0,3	66,0	14,	0
Laugenbrezel	239	1000	7,1	1,8	0,5	45,3	1,9	+
Mehrkornbrot	230	962	7,6	1,6	0,8	42,8	9,0	+
Pumpernickel	182	762	6,8	1,0	0,5	36,5	9,3	0
Vollkorn-Sonnenblumen-brot	244	1021	9,0	3,9	2,1	39,9	5,0	0
4. Cerealien (Müsliflocken)								
Cornflakes	352	1473	7,2	1,0	+	79,6	4,0	0
Frosties	379	1586	4,7	0,5	+	89,0	2,1	0
Früchtemüsli, ohne Zucker	363	1519	10,7	8,8	2,7	60,2	7,7	0
Kleieflocken, gezuckert	247	1033	12,0	3,0	0,2	42,0	33,0	0
Müslimischung i. D.	394	1649	9,0	10,0	+	67,0	5,5	0
Sechskornmüsli ohne Zucker	375	1569	12,0	9,6	*	60,0	3,4	0
Schokomüsli i. D.	399	1669	10,0	11,5	4,2	63,8	6,1	0
Vielkornmüsli ohne Zucker	380	1590	12,0	9,5	*	60,0	8,4	0
5. Teigwaren und Nudeln								
Eierteigwaren, roh	347	1452	13,0	3,0	0,9	70,0	3,4	94
Spaghetti, eifrei (ital.), roh	362	1515	12,5	1,2	0,1	75,2	*	0
Vollkorn-Nudeln, roh	343	1435	15,0	3,0	0,3	64,0	8,0	*
Teigwaren, eifrei, roh	362	1515	12,5	1,2	0,1	75,2	*	0

Zeichenerklärung: *) keine Daten +) in Spuren i. D.) im Durchschnitt

Nährstoffgehalt ausgewählter Nahrungsmittel (pro 100 g verzehrfertiger Anteil)	kcal	kJ	EW (g)	F (g)	MUF (g)	KH (g)	BS (g)	Chol (mg)
HÜLSENFRÜCHTE **								
Adzukibohne, trocken	351	1469	22,0	0,3	*	65,0	0	0
Alfalfa/Luzerne-Sprossen, frisch	34	142	4,0	0,7	*	2,1	11,6	0
Bohnen, weiß, trocken	294	1231	22,0	1,6	*	40,0	17,0	0
Bohnensprossen, frisch	37	155	4,5	0,7	*	2,3	3,0	0
Erbsen, grün und gelb, trocken	272	1138	23,0	1,4	0,8	41,2	16,6	0
Kichererbsen, trocken	275	1151	20,0	3,4	*	41,2	21,4	0
Kichererbsensprossen, frisch	153	640	8,8	0,7	*	25,5	2,8	0
Kidneybohne, trocken	275	1151	21,7	1,7	*	42,7	18,0	0
Limabohne, trocken	286	1197	19,0	1,1	0,8	45,0	*	0
Linsen, trocken	310	1297	23,5	1,4	*	52,0	10,6	0
Mungbohnen, trocken	292	1222	24,0	1,1	*	46,5	19,5	0
Saubohne, trocken	309	1293	23,9	2,0	*	48,9	22,0	0
Sojabohne, trocken	323	1351	33,7	18,1	10,7	6,3	21,9	0
- Sprossen	49	205	5,0	1,2	*	4,6	1,1	0
- Sojafleisch, trocken, i. D.	249	1042	44,0	2,2	0,5	13,4	21,0	0
- Sojakäse (Tofu)	85	356	8,0	5,0	2,0	2,0	0,5	0
- Sojamehl, vollfett	347	1452	37,3	20,6	12,0	3,1	18,5	0
- Sojawurst i. D.	313	1310	12,6	27,3	6,5	4,3	1,8	0

Zeichenerklärung: *) keine Daten +) in Spuren i. D.) im Durchschnitt
**) Von getrockneten Hülsenfrüchten lassen sich gut Sprossen ziehen. 1 Esslöffel Hülsenfrüchte ergibt 2 bis 3 Esslöffel Keimlinge, 10 g getrocknete Bohnen, Erbsen und Linsen also ca. 25 g ihrer Sprossen. Der Kaloriengehalt dieser Mengen Sprossen entspricht dem von 10 g trockenen Hülsenfrüchten. Die Nährstoffrelationen verschieben sich durch den Keimprozess, der Vitamingehalt nimmt zu. Exakte Daten hierzu liegen derzeit leider nicht vollständig vor.

Nährstoffgehalt ausgewählter Nahrungsmittel (pro 100 g verzehrfertiger Anteil)	kcal	kJ	EW (g)	F (g)	MUF (g)	KH (g)	BS (g)	Chol (mg)
PILZE **								
Austernpilz	24	100	2,5	0,5	0,1	2,4	2,0	0
Birkenpilz	20	84	2,5	0,6	+	0,2	7,3	0
Butterpilz	25	105	1,7	0,4	+	0,3	5,9	0
Champignon, frisch	15	63	2,7	0,3	+	0,3	1,9	0
- in Dosen	12	50	2,1	0,3	+	0,3	2,0	0
Chin. Pilze (Shiitake), frisch	32	134	2,0	0,3	+	5,3	5,3	0
- getrocknet	324	1356	20,3	3,4	+	0,5	52,9	0
Hallimasch	32	155	2,6	0,7	+	3,5	7,6	0
Morchel, Speise-	27	113	2,7	0,5	+	2,5	7,0	0
Pfifferling, frisch	12	50	1,6	0,5	+	0,2	4,7	0
- getrocknet	120	502	16,5	2,2	+	1,8	60,5	0
- in Dosen	12	50	1,5	0,6	+	0,2	6,5	0
Reizker	27	113	2,5	0,7	+	2,2	6,9	0
Rotkappe	25	105	1,9	0,8	+	0,5	4,7	0
Steinpilz	17	71	2,8	0,4	+	0,5	6,9	0
- getrocknet	282	1180	21,0	3,6	+	4,1	55,3	0
Trüffel	56	234	5,5	0,5	+	7,4	16,0	0

Zeichenerklärung: *) keine Daten +) in Spuren
**) Alle Pilze kann man trocknen. Pauschal rechnet man, dass 100 g frische Pilze 10 g getrocknete Pilze ergeben. So kann man den Kaloriengehalt und den der Hauptnährstoffe leicht selbst errechnen, wenn er in der Tabelle nicht aufgeführt ist.

GEMÜSE, SALATE, KRÄUTER, GEMÜSEPRODUKTE**								
Artischocken, roh	22	92	2,4	0,1	+	2,6	10,8	0
Auberginen, roh	17	71	1,2	0,2	+	2,5	2,8	0
Bambussprossen	17	71	2,5	0,3	*	1,0	*	0
Blattsellerie, roh	23	96	1,1	0,2	+	4,3	2,0	0

Nährstoffgehalt ausgewählter Nahrungsmittel (pro 100 g verzehrfertiger Anteil)	kcal	kJ	EW (g)	F (g)	MUF (g)	KH (g)	BS (g)	Chol (mg)
Bleichsellerie, roh	15	63	1,2	0,2	+	2,2	2,6	0
Blumenkohl. roh	23	96	2,4	0,3	0,1	2,7	2,9	0
- gekocht	18	75	2,1	0,2	+	2,0	2,0	0
- TK-Ware	22	92	1,8	0,2	+	3,3	1,0	0
Bohnen, grün, roh	35	146	2,4	0,2	+	5,1	3,0	0
- gekocht	27	113	1,6	0,3	+	4,4	1,9	0
- in Dosen	23	96	1,2	0,1	+	3,9	1,0	0
Brennessel	12	50	3,0	+	+	+	*	0
Brokkoli, roh	24	100	3,5	0,2	+	2,8	3,0	0
- gekocht	22	92	2,8	0,2	+	2,0	2,7	0
Brunnenkresse	17	71	1,6	0,3	+	2,3	1,5	0
Cassave	137	573	1,0	0,2	*	32,8	3,1	0
Chicorée, roh	16	67	1,3	0,2	+	2,3	1,3	0
Chinakohl, roh	11	46	1,2	0,3	+	1,3	1,7	0
Dill, frisch	60	251	4,0	3,0	+	4,0	+	0
Eisbergsalat	10	42	1,0	+	+	1,0	0,5	0
Endiviensalat	12	50	1,7	0,2	+	0,3	1,5	0
Erbsen, grün, roh	69	289	5,8	0,4	+	10,6	5,2	0
- gekocht	68	285	5,4	0,5	+	10,4	4,1	0
- TK-Ware	73	305	5,1	0,5	+	12,0	4,1	0
- Dose	56	234	3,6	0,4	+	9,4	4,0	0
Feldsalat	12	50	1,8	0,4	+	0,7	1,5	0
Fenchelknolle, roh	24	100	2,4	0,3	+	2,8	4,2	0
Fenchelkraut	41	172	2,4	0,3	+	7,1	2,5	0
Frühlingszwiebel, roh	25	105	2,3	0,3	+	3,1	2,0	0
Gartenkresse	33	138	4,2	1,4	+	2,5	3,5	0
Grüner Pfeffer, roh	16	67	0,9	0,4	*	2,2	1,0	0
Grünkohl, roh	33	138	4,3	0,9	+	2,5	4,2	0
Gurke, Salat-, roh	13	54	0,6	0,2	+	2,2	0,5	0
Gurke, Salz-Dill-	25	105	1,0	0,2	+	3,8	0,4	0
Ingwerwurzel	61	255	2,5	0,8	*	11,0	*	0

Nährstoffgehalt ausgewählter Nahrungsmittel (pro 100 g verzehrfertiger Anteil)	kcal	kJ	EW (g)	F (g)	MUF (g)	KH (g)	BS (g)	Chol (mg)
Kartoffeln, roh	71	297	2,0	0,1	0,1	14,8	2,1	0
- gekocht mit Schale	70	293	2,0	+	+	14,8	1,7	0
- geröstet	121	506	3,1	1,0	+	25,0	2,0	0
- Chips	539	2255	5,5	39,4	+	40,5	*	0
- Pommes frites	264	1105	4,2	14,5	+	35,7	4,0	0
Kerbel	50	209	4,4	0,4	+	7,3	4,3	0
Knoblauchzehe, roh	135	565	6,1	0,1	+	27,5	*	0
Knollensellerie, roh	18	75	1,6	0,3	+	2,3	4,2	0
Kohlrabi, roh	25	105	2,0	0,1	+	3,7	1,4	0
Kohlrübe, roh	35	146	1,1	0,2	0,1	7,0	2,7	0
Kopfsalat	12	50	1,3	0,2	+	1,1	1,5	0
Kürbis, roh	25	105	1,0	0,1	+	5,0	2,2	0
Löwenzahn	45	188	2,6	0,6	+	9,1	2,0	0
Maiskörner in der Dose	110	460	3,2	1,5	*	21,0	2,0	0
Mangold, roh	14	59	2,1	0,3	+	0,7	2,0	0
Maniok	132	552	1,0	0,2	+	31,9	2,9	0
Meerrettich, roh	61	255	2,8	0,3	+	11,7	3,6	0
Möhre (Karotte), roh	27	113	1,1	0,2	0,1	5,2	3,4	0
- gekocht	18	75	0,8	0,2	*	3,1	3,0	0
- Dose	30	126	0,6	0,3	0,1	3,6	3,0	0
Paprikaschote, roh	20	84	1,2	0,3	+	2,9	3,6	0
- gedünstet	19	80	1,0	0,3	+	3,1	1,5	0
Pastinake, roh	22	92	1,3	0,4	+	2,9	11,6	0
Petersilie	50	209	4,4	0,4	+	7,3	4,3	0
Petersilienwurzel, roh	40	167	2,9	0,5	0,3	6,0	4,0	0
Porree (Lauch), Blätter, roh	25	105	2,2	0,3	+	3,2	2,3	0
- Knolle, roh	26	109	2,4	0,3	+	3,5	3,0	0
Portulak, roh	26	109	1,5	0,3	+	4,3	2,0	0
Radieschen	13	54	1,1	0,1	+	2,0	1,0	0
Rettich	13	54	1,0	0,2	+	1,9	2,5	0
Rhabarber, roh	13	54	0,6	0,1	+	1,4	3,2	0

Nährstoffgehalt ausgewählter Nahrungsmittel (pro 100 g verzehrfertiger Anteil)	kcal	kJ	EW (g)	F (g)	MUF (g)	KH (g)	BS (g)	Chol (mg)
Römersalat	20	84	2,1	+	+	2,0	1,8	0
Rosenkohl, roh	38	159	4,9	0,3	0,2	3,3	4,4	0
- gekocht	30	126	4,2	0,3	0,2	3,0	3,0	0
Rote Bete, roh	41	172	1,6	0,1	+	8,5	2,5	0
- gekocht	25	105	1,1	0,1	+	5,0	2,0	0
Rotkohl (Blaukraut), roh	21	88	1,5	0,2	0,1	3,2	2,5	0
Sauerampfer	23	96	2,3	0,4	+	2,0	3,0	0
Sauerkraut	16	67	1,5	0,3	*	0,8	2,2	0
Schnittlauch	27	113	3,6	0,7	+	1,6	6,0	0
Schwarzwurzeln, roh	16	67	1,4	0,4	+	1,6	17,0	0
- gekocht	17	71	1,3	0,4	+	2,0	16.8	0
Spargel, roh	18	73	1,9	0,1	+	2,2	1,5	0
- gekocht	13	54	1,7	0,1	+	1,2	1,5	0
Spinat, roh	15	63	2,5	0,3	+	0,6	2,6	0
- gekocht	12	50	2,3	0,3	+	0,5	2,1	0
- TK-Ware	12	52	2,3	0,3	+	0,1	2,3	0
Squash	47	197	1,4	0,2	+	11,7	0,8	0
Süßkartoffel (Batate), roh	96	402	1,6	0,6	+	21,0	8,0	0
Taroknolle	104	435	2,0	0,3	+	24,0	3,8	0
Tomate, roh	17	71	1,0	0,2	+	2,6	1,0	0
- Dose	19	80	1,2	0,2	+	2,7	*	0
- Mark, gesalzen	50	209	2,3	0,5	+	5,5	0,5	0
Topinambur, roh	29	121	2,4	0,4	+	4,0	13,0	0
Wegerich, roh	119	498	1,0	0,2	*	28,3	6,0	0
Weiße Rübe, roh	25	105	1,0	0,2	*	4,7	3,0	0
Weißkohl (Weißkraut), roh	22	92	1,3	0,2	0,1	4,2	3,0	0
Wirsingkohl, roh	32	134	3,0	0,4	+	2,4	2,5	0
- gekocht	25	105	2,2	0,4	+	3,1	2,0	0
Yamknolle	101	423	2,0	0,1	+	23,1	3,3	0
Zucchino	19	80	1,6	0,4	+	2,2	1,1	0
Zuckermais, roh	90	377	3,0	1,2	+	15,8	4,0	0

Nährstoffgehalt ausgewählter Nahrungsmittel (pro 100 g verzehrfertiger Anteil)	kcal	kJ	EW (g)	F (g)	MUF (g)	KH (g)	BS (g)	Chol (mg)
- gedünstet	54	226	2,7	1,2	+	8,0	4,0	0
Zwiebel, roh	33	138	1,3	0,3	+	4,9	1,8	0
- getrocknet	200	837	10,8	0,9	+	35,3	36,5	0

Zeichenerklärung: *) keine Daten +) in Spuren
**) Falls nicht extra angegeben, beziehen sich alle Angaben bei Gemüsen, Salaten und Kräutern auf die geputzte, küchenfertige Rohware.

SAMEN, KERNE UND NÜSSE

	kcal	kJ	EW (g)	F (g)	MUF (g)	KH (g)	BS (g)	Chol (mg)
Cashewnuss	569	2381	17,2	42,0	6,9	40,5	2,9	0
Erdnuss	571	2389	26,0	48,1	15,0	8,3	10,9	0
- geröstet	586	2452	26,4	49,4	13,8	9,4	11,4	0
- Butter	630	2636	28,0	50,0	12,0	17,0	0	0
Erdnussflocken	520	2176	13,0	28,0	*	54,0	*	0
Ginko-Nuss, roh	172	720	4,7	1,7	*	34,5	*	0
- gekocht	165	690	4,3	1,3	*	34,0	*	0
Haselnusskern	643	2690	13,0	61,0	10,5	11,4	7,4	0
Kastanie (Marone)	196	820	3,4	1,9	*	41,2	8,4	0
Kokosnuss, Mark	369	1544	3,9	36,5	2,8	4,8	9,0	0
- Milch	9	38	0,3	0,2	*	1,4	*	0
- Raspel	606	2536	5,6	62,0	*	6,4	24,0	0
Kürbiskern	570	2385	25,0	50,0	*	5,0	5,0	0
Leinsamen, ungeschält	375	1569	24,0	30,9	26,0	6,0	38,6	0
Lupinensamen, ungeschält	450	1882	40,0	20,0	*	20,0	10,0	0
Mandelkern	576	2410	19,0	54,0	10,1	3,7	15,2	0
Mohnsamen (Blaumohn)	481	2013	20,0	41,0	19,0	4,2	20,5	0
Macadamianuss	686	2870	7,5	73,0	1,3	*	15,9	0
Paranuss	668	2795	14,0	67,0	25,0	3,6	60,0	0
Pekannuss	702	2937	9,3	72,0	17,8	4,4	9,5	0
Pinienkern	674	2820	13,0	60,0	*	20,5	1,0	0

Nährstoffgehalt ausgewählter Nahrungsmittel (pro 100 g verzehrfertiger Anteil)	kcal	kJ	EW (g)	F (g)	MUF (g)	KH (g)	BS (g)	Chol (mg)
Pistazienkern	598	2502	20,8	51,6	6,8	17,5	6,5	0
Sesamsamen	565	2364	17,7	50,0	19,4	10,2	11,2	0
- geröstet	630	2506	20,3	54,2	*	15,3	*	0
Sonnenblumenkern, geschält	580	2428	22,5	49,0	28,8	12,3	6,3	0
Walnusskern	666	2787	15,0	62,0	40,9	12,1	6,1	0

Zeichenerklärung: *) keine Daten +) in Spuren i. D.) im Durchschnitt

OBST UND OBSTPRODUKTE**	kcal	kJ	EW (g)	F (g)	MUF (g)	KH (g)	BS (g)	Chol (mg)
Acerolakirsche, roh	16	67	0,2	0,2	+	2,6	2,0	0
- Konzentrat, fest	261	1092	5,6	1,2	+	57,0	*	0
- Saft	22	92	0,3	0,3	+	4,5	*	0
Ananas, roh	57	238	0,4	0,2	+	13,5	1,5	0
- Dose	84	352	0,4	0,2	+	20,2	1,0	0
- Saft, ungezuckert	56	234	0,4	0,1	+	12,0	+	0
Apfel, ungeschält, roh	54	226	0,3	0,6	+	10,4	2,0	0
- getrocknet	264	1105	1,2	1,6	+	61,1	8,0	0
- Mus, gezuckert	79	331	0,2	0,1	+	19,2	2,0	0
- Saft	47	197	0,1	+	+	11,7	+	0
- Gelee	257	1075	*	*	0	60,0	+	0
Apfelsine (Orange), roh	44	184	1,0	0,2	+	8,3	1,6	0
- Saft, frisch gepresst	47	197	0,7	0,2	+	10,5	+	0
- Saft aus Konzentrat	49	205	0,7	0,2	+	11,0	*	0
- Marmelade	243	1017	0,4	0	0	60,4	0,5	0
Aprikose, roh	47	197	1,0	0,2	+	8,5	1,5	0
- getrocknet	240	1004	5,0	0,5	+	47,9	8,6	0
- Dose	71	297	0,6	0,1	+	17,0	2,0	0
- Konfitüre	258	1079	0,4	0	0	64,0	*	0

Nährstoffgehalt ausgewählter Nahrungsmittel (pro 100 g verzehrfertiger Anteil)	kcal	kJ	EW (g)	F (g)	MUF (g)	KH (g)	BS (g)	Chol (mg)
- Nektar	60	251	0,3	0,1	0	14,4	*	0
Avocado	223	933	1,9	23,5	+	0,4	6,3	0
Banane, roh	81	339	1,1	0,2	+	21,4	1,8	0
- getrocknet (Chips)	326	1364	4,4	0,8	+	75,2	12,0	0
Birne, roh	55	230	0,5	0,3	+	12,4	3,3	0
- getrocknet	213	892	3,1	1,8	+	46,0	13,5	0
- Dose	76	318	0,3	0,2	+	18,3	2,0	0
- Nektar	55	230	0,3	0,2	0	12,9	0,5	0
Boysenbeere	34	142	1,0	+	+	7,0	*	0
Brombeere, roh	49	205	1,2	1,0	+	6,2	3,2	0
- Konfitüre	237	992	0,5	0	0	58,7	2,0	0
- Saft	38	159	0,3	0,6	+	7,8	0	0
Carissa	50	209	+	+	+	10,0	*	0
Cherimoya (Anone)	63	264	1,5	0,3	+	13,6	1,0	0
Dattel, getrocknet	273	1142	2,0	0,5	+	65,2	9,0	0
Ebereschenfrucht	89	372	1,5	+	+	20,3	2,4	0
Erdbeere, roh	33	138	0,8	0,5	+	5,5	1,6	0
- Dose	77	322	0,6	0,2	+	18,1	1,0	0
- TK-Ware	33	138	0,8	0,4	+	6,5	2,0	0
- Konfitüre	234	979	0,4	0	0	58,2	0,5	0
Feige, frisch, roh	60	251	1,3	0,4	+	12,9	2,0	0
- getrocknet	243	1017	3,9	1,3	+	54,0	12,9	0
- kandiert	296	1238	3,5	0,2	+	70,0	6,0	0
Granatapfelkerne	78	326	0,8	0,8	+	16,8	3,0	0
- Saft, frisch, roh	69	287	0,2	+	+	16,7	3,1	0
Grapefruit, roh	43	180	0,6	0,2	+	9,0	1,6	0
- Saft, frisch gepresst	41	172	0,6	0,1	+	9,0	*	0
- Saft in Dosen,								
- ungezuckert	48	201	0,5	0,1	+	11,3	*	0
Guave, frisch, roh	38	159	0,8	0,8	+	6,4	10,4	0
- in Dosen mit Sirup	67	280	0,6	+	+	15,7	4,0	0

Nährstoffgehalt ausgewählter Nahrungsmittel (pro 100 g verzehrfertiger Anteil)	kcal	kJ	EW (g)	F (g)	MUF (g)	KH (g)	BS (g)	Chol (mg)
Hagebutte, roh	92	384	3,6	+	+	19,3	6,0	0
- Fleisch und Schale	89	372	2,0	0,7	+	18,7	4,0	0
- Konfitüre (Hiffenmark)	257	1975	0,5	+	0	63,8	2,0	0
Heidelbeere, Wald-, roh	38	159	0,7	0,6	+	6,1	4,9	0
- im Glas, gezuckert	81	339	0,7	0,5	+	18,3	3,0	0
- im Glas, ungezuckert	24	100	0,4	0,4	+	3,9	3,0	0
- Konfitüre	243	1017	0,3	0	0	60,4	2,0	0
- Kulturheidelbeere	83	347	0,7	0,5	+	19,0	5,0	0
Himbeere, roh	32	134	1,3	0,4	+	4,8	4,7	0
- im Glas, gezuckert	76	318	0,7	0,3	+	20,2	4,0	0
- im Glas, ungezuckert	26	109	0,7	0,1	+	5,5	4,5	0
- Gelee	260	1088	+	0	0	63,5	0	0
- Saft, frisch gepresst	30	126	0,3	0	+	7,1	*	0
- Konfitüre	248	1038	0,6	0	0	61,3	2,0	0
- Sirup	274	1146	+	0	0	65,8	0	0
Holunderbeere, schwarz, roh	54	226	2,6	1,7	+	7,4	6,5	0
- Saft, ungezuckert	40	167	2,0	+	+	7,5	*	0
Honigmelone, Fruchtfleisch	54	226	0,9	0,1	+	12,4	0,7	0
Jackfrucht	68	285	1,1	0,5	+	14,6	9,7	0
Johannisbeere, rot	33	138	1,1	0,2	+	4,9	3,5	0
- Gelee	267	1117	+	0	0	65,0	+	0
- Konfitüre	244	1021	0,5	0	0	58,9	3,0	0
- Nektar	56	234	0,4	+	0	13,2	*	0
Johannisbeere, schwarz	39	163	1,3	0,2	+	6,1	6,8	0
- Nektar	54	226	0,4	+	0	13,0	*	0
Johannisbeere, weiß	31	140	0,9	+	0	6,7	3,0	0
Kakifrucht	71	297	0,6	0,3	+	16,5	2,5	0
Kaktusfeige	36	151	0,8	0,7	+	7,1	5,0	0
Kapstachelbeere	92	743	1,0	2,7	+	1,1	12,9	0

Nährstoffgehalt ausgewählter Nahrungsmittel (pro 100 g verzehrfertiger Anteil)	kcal	kJ	EW (g)	F (g)	MUF (g)	KH (g)	BS (g)	Chol (mg)
Karambole (Sternfrucht)	23	96	1,2	0,5	+	3,5	3,2	0
Kirsche, Süß-, roh	59	247	0,9	0,4	+	14,2	1,3	0
Kirsche, Sauer-, roh	50	209	1,1	0,4	+	9,9	1,1	0
- im Glas, gezuckert	83	347	0,7	0,2	+	19,6	1,5	0
- Konfitüre	250	1046	0,4	0	+	62,2	1,0	0
Kiwi	50	209	0,9	0,6	+	10,3	2,1	0
Korinthe, getrocknet	266	1113	1,7	+	0	63,1	7,0	0
Litschi	73	305	0,9	0,2	+	17,0	1,6	0
Loganbeere, roh	18	75	1,1	+	0	3,4	6,0	0
- in Dosen	107	448	0,6	*	*	26,2	3,0	0
Mandarine, roh	45	188	0,6	0,2	+	10,2	2,0	0
- in Dosen, gezuckert	64	268	0,8	+	+	15,2	*	0
- Saft, ungezuckert	44	184	9,5	0,2	+	10,1	*	0
Mango, roh	56	234	0,5	0,3	+	12,8	1,7	0
- in Dosen, gezuckert	85	356	0,3	+	+	20,3	1,0	0
Maulbeere, ganze Frucht	39	163	1,3	+	+	8,1	2,0	0
Mirabelle	67	280	0,7	0,2	+	15,0	0,9	0
Mispel, Fruchtfleisch	46	193	0,5	+	+	10,6	2,1	0
Moosbeere	39	163	0,4	0,7	+	3,9	3,9	0
Nektarine	54	226	0,9	+	+	12,4	2,0	0
Olive, grün, mariniert	131	548	1,4	13,3	+	1,5	2,4	0
Olive, schwarz, mariniert	351	1469	2,2	35,8	1.3	4,9	*	0
Papaya	13	54	0,6	0,1	+	2,4	1,9	0
Passionsfrucht (Maracuja)	56	234	2,8	0,4	+	9,5	1,5	0
Pfirsich, roh	47	197	0,7	0,1	+	10,8	1,9	0
- getrocknet	248	1038	3,1	0,7	+	57,4	10,2	0
- in Dosen, gezuckert	75	314	0,5	0,1	+	18,1	1,1	0
Pflaume (Zwetschge), roh	51	213	0,6	0,1	+	10,2	1,6	0
- getrocknet (Backpflaume)	236	988	2,3	0,6	+	47,4	5,0	0
- im Glas, gezuckert	71	297	0,5	0,1	+	18,1	1,5	0
- Konfitüre (Pflaumenmus)	247	1033	0,3	+	0	60,0	1,0	0

Nährstoffgehalt ausgewählter Nahrungsmittel (pro 100 g verzehrfertiger Anteil)	kcal	kJ	EW (g)	F (g)	MUF (g)	KH (g)	BS (g)	Chol (mg)
Preiselbeere, roh	35	146	0,7	0,6	+	6,2	2,9	0
- im Glas, gezuckert	187	782	0,5	0,3	+	44,4	2,1	0
- im Glas, ungezuckert	35	146	0,7	0,6	+	6,5	2,5	0
Quitte, roh	38	159	0,4	0,3	+	8,3	6,0	0
- Konfitüre	242	1013	0,2	0	0	58,8	3,0	0
Reineclaude	59	247	0,8	+	+	13,5	2,3	0
Rosine, kernlos	287	1201	2,6	0,6	*	66,2	5,4	0
Sanddornbeere, roh	90	377	1,4	7,1	+	3,3	2,0	0
- Saft, ungezuckert	44	184	0,9	2,3	+	4,8	*	0
Stachelbeere, roh	37	155	0,8	0,2	+	7,0	3,0	0
- im Glas, gezuckert	92	385	0,5	0,1	+	21,8	2,5	0
Sultanine	273	1442	1,8	+	+	64,7	5,4	0
Wassermelone	38	159	0,6	0,2	+	8,3	0,2	0
Weintraubenbeere, roh	73	306	0,7	0,3	+	16,1	1,5	0
- getrocknet (Rosine)	285	1192	2,3	0,5	+	66,2	5,6	0
- Saft	71	297	0,2	+	+	17,1	*	0
Zitrone, roh, Fruchtfleisch	40	167	0,9	0,5	+	3,2	4,3	0
- Saft	26	109	0,4	0,1	+	2,4	*	0

Zeichenerklärung: *) keine Daten +) in Spuren
**) Wenn nicht anders angegeben, beziehen sich die Werte auf frisches rohes Obst (verzehrfähiger Anteil, ohne Kerne und nicht essbare Schale).

SÜSSUNGSMITTEL UND SÜSSWAREN	kcal	kJ	EW (g)	F (g)	MUF (g)	KH (g)	BS (g)	Chol (mg)
Ahornsirup i. D.	270	1130	*	*	*	65,0	*	0
Apfeldicksaft (Apfelkraut)	262	1096	0,5	*	*	59,9	+	0
Apfeldicksaft, ungezuckert	276	1155	1,0	*	*	56,5	+	0
Bienenhonig i. D.	325	1360	0,3	0	*	81,0	*	0
Birnendicksaft (Birnenkraut)	278	1163	0,7	*	*	66,3	+	0
Bonbons, Hartkaramellen	398	1665	*	*	*	97,0	0	*

Nährstoffgehalt ausgewählter Nahrungsmittel (pro 100 g verzehrfertiger Anteil)	kcal	kJ	EW (g)	F (g)	MUF (g)	KH (g)	BS (g)	Chol (mg)
- Milchkaramellen	404	1690	3,0	5,0	0,1	84,0	0	*
Brotaufstrich auf Nussbasis	530	2213	7,0	30,0	4,8	54,0	*	*
Fruchtgummi	347	1452	6,6	0	*	78,0	+	0
Fruchtwürze Friate	354	1481	0,4	+	*	83,0	+	0
Fruchtzucker	410	1715	0	0	*	100,0	0	0
Frutilose	290	1213	0,4	0	*	72,0	0	0
Geleefrüchte, perliert	350	1464	0,8	0	*	84,0	+	0
Gummibärchen	336	1406	6,0	*	*	76,0	+	0
Kakaopulver, fettarm	280	1172	24,0	12,0	0,4	17,0	*	*
Kaugummi mit Zucker	322	1347	0	0	*	78,5	*	0
- 1 Stück zu 3,3 g	11	46	0	0	*	2,6	*	0
Kokosflocken-Konfekt	457	1912	2,0	18,0	0,7	68,5	4,0	0
Konfitüre i. D.	273	1142	0,6	+	0	66,0	3,0	0
Lakritze	342	1431	5,2	0	*	78,0	+	0
Lütticher Delikatesse	275	1151	0,7	*	*	64,0	+	0
Marzipan	467	1954	8,0	25,0	5,0	49,0	1,0	0
Nougat	514	2151	5,0	24,0	3,1	66,0	+	0
Schaumzucker	372	1556	2,5	0	*	88,0	0	0
Schaumzucker-Dragee	391	1636	2,4	0	*	93,0	0	0
Schokolade								
- Diabetiker-	461	1929	8,0	31,0	*	55,0	*	*
- mit Haselnuss (20 %)	574	2402	9,5	36,5	2,7	47,5	+	*
- Halbbitter-	514	2151	5,3	30,0	1,1	54,0	+	*
- Vollmilch-	541	2264	8,0	30,0	0,9	56,0	+	*
- weiß	561	2347	8,8	32,0	*	55,3	*	*
Zucker, weiß und braun	410	1715	0	0	0	100,0	0	0
Zuckerrübensirup	268	1121	0,9	0	*	64,5	0	0

Zeichenerklärung: *) keine Daten +) in Spuren i. D.) im Durchschnitt

Nährstoffgehalt ausgewählter Nahrungsmittel (pro 100 g verzehrfertiger Anteil)	kcal	kJ	EW (g)	F (g)	MUF (g)	KH (g)	BS (g)	Chol (mg)
GETRÄNKE OHNE ALKOHOL**								
1.Getränke auf Fruchtbasis und süße Erfrischungsgetränke**								
Apfelsaft, Handelsware	46	193	0,1	0,1	+	11,0	0,2	0
Apfelsaft, naturtrüb	48	201	*	*	+	11,0	*	0
Colagetränk	58	243	3,3	0	0	10,9	0	0
Fruchtsaftgetränk i. D.	51	213	0	0	0	12,0	0	0
Grapefruitgetränk, Diät-	26	109	0	0	0	5,8	*	0
Grapefruitsaft	41	172	+	+	+	9,0	+	0
Johannisbeersaft, schwarz	43	180	1,3	0,2	+	6,5	0,1	0
Limonade i. D.	49	206	0	0	0	12,0	0	0
Orangensaft	39	163	+	+	+	9,0	+	0
- Handelsware	43	180	0,7	0,2	+	9,0	0,2	0
Pflaumensaft	69	290	+	+	+	14,0	*	0
Sauerkirsch-Acerola-Nektar	57	239	0,6	0,3	*	13,5	*	0
Traubensaft, Handelsware	65	272	+	+	+	15,5	+	0
Zitronenlimonade, light	7	29	0	0	0	1,5	0	0
Zitronensaft, Handelsware	26	109	+	+	+	1,8	0	0
2. Getränke auf Gemüsebasis***								
Gemüsesaft	17	71	*	*	*	3,0	*	0
Gemüsemix	22	92	*	*	*	4,2	*	0
Karottensaft, ungesüßt	22	92	0,6	+	+	4,8	+	0
Rote-Bete-Saft	35	147	*	*	+	7,5	*	0
Sauerkrautsaft	12	50	*	*	*	1,5	*	0
Tomatensaft	17	71	0,8	0,1	+	2,9	0,1	0

Zeichenerklärung: *) keine Daten +) in Spuren i. D.) im Durchschnitt
**) Die unterschiedlichen Werte für die Nährwertangaben desselben Produkts (z. B. Gemüsesaft) beruhen auf den Angaben verschiedener Hersteller.
***) Frucht- und Gemüsegetränke enthalten einen nicht unerheblichen Anteil an Fruchtsäuren, die beim Kaloriengehalt mitberücksichtigt wurden, aber nicht in einer eigenen Spalte aufgeführt sind.

Mineralstofftabellen

Auflistung ausgewählter Lebensmittel
(pro 100 Gramm verzehrfertiger Anteil) mit den jeweiligen
Mineralstoffgehalten in Milligramm (mg)
bzw. Mikrogramm (µg) von

- Natrium (Na)
- Kalium (K)
- Kalzium (Ca)
- Phosphor (P)
- Magnesium (Mg)
- Eisen (Fe)
- Jod (J)
- Fluor (F)
- Mangan (Mn)
- Kupfer (Cu)
- Zink (Zn)
- Selen (Se)

Mineralstoffgehalt ausgewählter Nahrungsmittel (pro 100 g verzehrfertiger Anteil)	Na (mg)	K (mg)	Ca (mg)	P (mg)	Mg (mg)	Fe (mg)
MILCH, MILCHPRODUKTE UND KÄSE						
1. Milch						
Frauenmilch	13	47	31	15	4	0,1
Kuh- (Voll-) Milch, 3,5 % Fett	50	150	120	100	12	0,05
- 1,5 % Fett, fettarm	50	150	120	100	12	0,05
- 0,3 % Fett, mager	50	160	120	100	12	0,05
- Rohmilch (Vorzugsmilch)	50	150	120	100	12	0,05
Schafmilch	50	180	190	140	18	0,09
Ziegenmilch	40	170	130	100	15	0,07
2. Milchprodukte						
Buttermilch	60	150	110	80	16	0,1
Joghurt, 3,5 % Fett	50	160	130	100	12	0,05
- 1,5 % Fett, fettarm	50	160	130	100	12	0,05
- 0,3 % Fett, mager	50	170	140	100	14	0,05
Kondensmilch, 4 % Fett	137	448	336	262	37	0,1
- 7,5 % Fett	98	322	242	189	27	0,1
- 10 % Fett	128	420	315	246	35	0,1
- mager, ungezuckert	150	*	150	200	29	0,12
Molke (Süß-)	45	129	68	43	1	0,09
Sahne, 10 % Fett (Kaffeerahm)	40	132	101	85	11	0,1
- 30 % Fett (Schlagsahne)	34	112	80	63	10	0,1
Vollmilchpulver	371	1212	926	710	93	0,8
Magermilchpulver	550	1600	1300	1000	120	0,8
3. Käse						
Frischkäse						
Doppelrahmfrischkäse,						
- 60 % F.i.Tr.	400	80	80	130	6	0,07
- 70 % F.i.Tr.	400	90	90	140	8	0,07
Rahmfrischkäse, 50 % F.i.Tr.	400	110	100	170	10	0,08

J (µg)	F (µg)	Mn (µg)	Cu (µg)	Zn (mg)	Se (µg)	
						1. Milch
*	*	*	*	*	*	Frauenmilch
7,5	13	5	12	0,36	*	Kuh- (Voll-) Milch, 3,5 % Fett
7,5	13	5	12	0,37	*	- 1,5 % Fett, fettarm
7,5	13	5	12	0,37	*	- 0,3 % Fett, mager
7,5	13	5	12	0,36	*	- Rohmilch (Vorzugsmilch)
10,0	20	16	95	0,50	*	Schafmilch
4,0	15	9	35	0,35	*	Ziegenmilch
						2. Milchprodukte
5,0	20	4	10	0,5	*	Buttermilch
7,5	13	5	12	0,36	*	Joghurt, 3,5 % Fett
7,5	13	5	12	0,37	*	- 1,5 % Fett, fettarm
7,5	13	5	12	0,37	*	- 0,3 % Fett, mager
17,0	29	11	26	0,8	*	Kondensmilch, 4 % Fett
15,0	26	10	24	0,72	*	- 7,5 % Fett
20,0	35	14	33	1,0	*	- 10 % Fett
18,0	31	12	29	0,9	*	- mager, ungezuckert
8,0	10	0,6	1,8	0,23	*	Molke (Süß-)
12,0	12	4	25	0,43	*	Sahne, 10 % Fett (Kaffeerahm)
9,0	9	2,7	18	0,32	*	- 30 % Fett (Schlagsahne)
60,0	110	60	100	2,8	*	Vollmilchpulver
75,0	130	100	120	4,0	*	Magermilchpulver
						3. Käse
						Frischkäse
						Doppelrahmfrischkäse,
7	12	5	12	0,35	*	- 60 % F.i.Tr.
7	12	5	12	0,35	*	- 70 % F.i.Tr.
8	14	6	13	0,4	*	Rahmfrischkäse, 50 % F.i.Tr.

Mineralstoffgehalt ausgewählter Nahrungsmittel (pro 100 g verzehrfertiger Anteil)	Na (mg)	K (mg)	Ca (mg)	P (mg)	Mg (mg)	Fe (mg)
Feta, 45 % F.i.Tr.	1300	150	450	370	25	0,3
Körniger Frischkäse, 20 % F.i.Tr.	370	80	80	140	8	0,1
Mascarpone, 80 % F.i.Tr.	40	80	60	130	6	0,07
Mozzarella, 45 % F.i.Tr.	500	100	450	350	20	0,3
Speisequark, 40 % F.i.Tr.	40	120	110	180	10	0,1
Speisequark, 20 % F.i.Tr.	40	120	120	180	11	0,1
Speisequark, mager	40	140	120	190	11	0,1
Gereifter Käse						
Appenzeller, 50 % F.i.Tr.	600	100	800	500	36	0,3
Bavaria Blu, 70 % F.i.Tr.	700	100	360	200	18	0,3
Camembert, 60 % F.i.Tr.	700	120	280	250	16	0,3
- 45 % F.i.Tr.	700	150	350	300	20	0,3
- 30 % F.i.Tr.	700	150	380	330	20	0,3
Edamer, deutscher, 45 % F.i.Tr.	600	100	800	550	36	0,3
- holländischer, 40 % F.i.Tr.	600	100	800	550	37	0,35
- 30 % F.i.Tr.	600	120	870	560	40	0,35
Emmentaler, 45 % F.i.Tr.	300	100	1100	700	43	0,3
Gouda, holländischer, 48 % F.i.Tr.	600	100	750	500	34	0,3
- deutscher, 40 % F.i.Tr.	600	100	800	550	37	0,3
Harzer, Mainzer Handkäse	800	100	180	270	15	0,3
Leerdamer, 45 % F.i.Tr.	600	100	750	500	40	0,3
Parmesan, 32 % F.i.Tr.	1000	100	1400	950	44	0,6
Raclette, 48 % F.i.Tr.	600	100	750	500	34	0,3
Schmelzkäse (Scheiben), 45 % F.i.Tr.	1300	150	600	800	30	0,9
Schmelzkäse (streichfähig), 45 % F. i.Tr.	1200	150	500	700	30	0,9
Schmelzkäse (streichfähig), 20 % F.i.Tr.	1200	200	600	1100	30	0,9

J (µg)	F (µg)	Mn (µg)	Cu (µg)	Zn (mg)	Se (µg)	
25	110	35	80	2,0	*	Feta, 45 % F.i.Tr.
20	17	6	17	0,5	*	Körniger Frischkäse, 20 %
7	12	5	12	0,35	*	Mascarpone, 80 % F.i.Tr.
15	60	20	50	1,7	*	Mozzarella, 45 % F.i.Tr.
9	15	6	15	0,5	*	Speisequark, 40 % F.i.Tr.
10	16	7	16	0,5	*	Speisequark, 20 % F.i.Tr.
10	17	7	17	0,6	*	Speisequark, mager
						Gereifter Käse
35	135	50	115	4,0	*	Appenzeller, 50 % F.i.Tr.
20	100	30	70	2,4	*	Bavaria Blu, 70 % F.i.Tr.
20	100	30	70	2,6	*	Camembert, 60 % F.i.Tr.
20	100	30	70	3,0	*	- 45 % F.i.Tr.
20	100	30	70	3,0	*	- 30 % F.i.Tr.
35	115	40	100	3,8	*	Edamer, deutscher, 45 %
30	115	40	100	4,0	*	- holländischer, 40 % F.i.Tr.
30	115	40	100	4,0	*	- 30 % F.i.Tr.
40	160	40	200	5,1	*	Emmentaler, 45 % F.i.Tr.
30	115	40	100	3,7	*	Gouda, holländischer, 48 % F.i.Tr.
35	115	40	100	4,0	*	- deutscher, 40 % F.i.Tr.
10	17	7	17	1,9	*	Harzer, Mainzer Handkäse
30	115	40	100	4,0	*	Leerdamer, 45 % F.i.Tr.
40	160	40	200	3,6	*	Parmesan, 32 % F.i.Tr.
30	115	40	100	3,7	*	Raclette, 48 % F.i.Tr.
35	140	50	120	3,0	*	Schmelzkäse (Scheiben), 45 % F.i.Tr.
35	140	50	120	3,0	*	Schmelzkäse (streichfähig), 45 % F. i.Tr.
35	140	50	120	3,0	*	Schmelzkäse (streichfähig), 20 % F.i.Tr.

Mineralstoffgehalt ausgewählter Nahrungsmittel (pro 100 g verzehrfertiger Anteil)	Na (mg)	K (mg)	Ca (mg)	P (mg)	Mg (mg)	Fe (mg)
Tilsiter, 45 % F.i.Tr.	600	100	750	500	37	0,4
Westberg, 45 % F.i.Tr.	600	100	750	500	40	0,3
Ziegenweichkäse (Chabichou), 45 % F.i.Tr.	800	230	430	400	25	0,4
EIER						
Hühnerei, 58 g (Gewichtsklasse M)	66	75	30	115	7	1,4
Hühnerei, 48 g (Gewichtsklasse S)	54	62	26	97	6	1,3
Eigelb, mittelgroß, 19 g	10	26	27	108	3	1,4
Eiklar, mittelgroß, 33 g	56	49	4	7	4	0,1
Hühnervollei, getrocknet	455	516	208	792	47	9,7
Hühnereigelb, getrocknet	97	267	272	1099	31	13,9
FETTE UND ÖLE						
1. Tierische Fette/Öle						
Butter (Süß- und Sauerrahm-)	5	16	13	21	3	0,1
Rindertalg	0	6	0	7	3	0,3
Schweineschmalz	+	1	*	2	+	0,1
2. Pflanzliche Fette/Öle						
Erdnusspaste (Erdnussmus)	120	820	74	393	*	1,9
Kokosfett, gereinigt	2	2	2	1	+	+
Maiskeimöl	1	1	15	*	*	1,3
Margarine	101	7	10	10	13	+
Mayonnaise, 80 % Fett	702	53	18	28	2	0,5
Olivenöl	1	*	1	*	*	0,1

J (µg)	F (µg)	Mn (µg)	Cu (µg)	Zn (mg)	Se (µg)	
30	115	40	100	3,8	*	Tilsiter, 45 % F.i.Tr.
30	115	40	100	4,0	*	Westberg, 45 % F.i.Tr.
10	110	50	200	3,0	*	Ziegenweichkäse (Chabichou) 45 % F.i.Tr.
						EIER
*	*	*	*	*	*	Hühnerei, 58 g (Gewichtsklasse M)
*	*	*	*	*	*	Hühnerei, 48 g (Gewichtsklasse S)
*	*	*	*	*	*	Eigelb, mittelgroß, 19 g
*	*	*	*	*	*	Eiklar, mittelgroß, 33 g
*	*	*	*	*	*	Hühnervollei, getrocknet
*	*	*	*	*	*	Hühnereigelb, getrocknet
						FETTE UND ÖLE
						1. Tierische Fette/Öle
*	*	*	*	*	*	Butter (Süß- und Sauerrahm-)
*	*	*	*	*	*	Rindertalg
*	*	*	*	*	*	Schweineschmalz
						2. Pflanzliche Fette/Öle
*	*	*	*	*	*	Erdnusspaste (Erdnussmus)
*	*	*	*	*	*	Kokosfett, gereinigt
*	*	*	*	*	*	Maiskeimöl
*	*	*	*	*	*	Margarine
*	*	*	*	*	*	Mayonnaise, 80 % Fett
*	*	*	*	*	*	Olivenöl

Mineralstoffgehalt ausgewählter Nahrungsmittel (pro 100 g verzehrfertiger Anteil)	Na (mg)	K (mg)	Ca (mg)	P (mg)	Mg (mg)	Fe (mg)
FISCHE, MEERESFRÜCHTE, FISCHWAREN						
1. Seefische						
Flunder	92	332	27	200	24	0,5
Heilbutt	67	446	14	202	28	0,6
Hering	117	360	34	250	31	1,1
- Filets	120	315	35	250	*	1,1
Kabeljau (Dorsch)	72	350	24	190	25	0,4
- Filet	85	350	11	190	19	0,5
Katfisch (Seewolf)	105	282	20	179	27	1,0
Lengfisch	81	374	14	300	*	1,0
Makrele	95	396	12	238	28	1,0
Rotbarsch (Goldbarsch)	80	308	22	201	29	0,7
Sardine	100	*	85	258	24	2,5
Schellfisch	116	301	18	176	24	0,6
Scholle	104	311	61	198	22	0,9
Seelachs (Köhler)	101	294	41	142	*	*
Seezunge	100	309	29	195	49	0,8
Steinbutt	114	290	17	159	45	0,5
Tintenfisch	*	273	29	143	*	0,8
2. Süßwasserfische						
Aal (Flussaal)	65	217	17	223	21	0,6
Barsch (Flussbarsch)	47	330	20	198	20	1,0
Brasse	23	310	89	*	*	*
Felchen (Renke)	6	318	60	290	30	0,5
Forelle (Bachforelle)	40	465	18	242	27	0,7
Hecht	63	250	20	192	25	0,6
Karpfen	46	306	52	216	30	1,1
Lachs	51	371	13	266	34	1,0
Schleie	80	245	31	156	18	0,8
Zander	81	237	27	194	18	1,4

J (µg)	F (µg)	Mn (µg)	Cu (µg)	Zn (mg)	Se (µg)	
						1. Seefische
29	200	*	*	*	*	Flunder
52	*	*	200	*	*	Heilbutt
52	350	*	320	*	*	Hering
*	*	*	*	*	*	- Filets
120	70	*	230	*	*	Kabeljau (Dorsch)
*	*	*	*	*	*	- Filet
*	*	*	*	*	*	Katfisch (Seewolf)
200	*	*	*	*	*	Lengfisch
74	350	*	*	*	*	Makrele
99	140	*	*	*	*	Rotbarsch (Goldbarsch)
32	*	*	*	*	*	Sardine
243	160	*	230	*	*	Schellfisch
190	*	*	bis 550	*	*	Scholle
200	*	*	*	*	*	Seelachs (Köhler)
17	*	*	*	*	*	Seezunge
*	*	*	*	*	*	Steinbutt
*	*	*	*	*	*	Tintenfisch
						2. Süßwasserfische
*	160	*	*	1,2	*	Aal (Flussaal)
*	*	*	*	*	*	Barsch (Flussbarsch)
*	*	*	*	*	*	Brasse
*	*	*	*	1,2	*	Felchen (Renke)
*	*	*	*	*	*	Forelle (Bachforelle)
*	*	*	*	1,1	*	Hecht
*	*	*	*	*	*	Karpfen
34	580	*	200	*	*	Lachs
*	*	*	*	*	*	Schleie
*	*	*	*	*	*	Zander

Mineralstoffgehalt ausgewählter Nahrungsmittel (pro 100 g verzehrfertiger Anteil)	Na (mg)	K (mg)	Ca (mg)	P (mg)	Mg (mg)	Fe (mg)
3. Meeresfrüchte						
Austern	289	184	82	157	40	5,8
Garnele, Speisekrabbe	146	266	92	224	67	1,8
Hummer	270	220	61	234	22	1,0
Krebs (Flusskrebs)	253	254	43	224	*	2,0
Miesmuschel (Pfahlmuschel)	90	277	27	250	36	5,8
4. Fischwaren						
Aal (Flussaal), geräuchert	500	234	19	250	18	0,7
Brathering	569	182	36	240	*	1,1
Bückling	689	320	35	256	32	1,1
Flunder, geräuchert	481	410	22	300	*	*
Heilbutt, geräuchert	406	280	18	149	*	0,9
Hering, mariniert (Bismarck-)	1030	98	38	*	12	*
- in Gelee	594	159	*	190	*	*
- Filet in Tomatensauce	526	352	49	*	61	1,9
Katfisch (Seewolf), geräuchert	701	409	*	*	*	*
Krabben in Dosen	1000	110	45	182	48	0,8
Krebsfleisch in Dosen	356	296	45	180	*	0,8
Lachs, geräuchert	*	*	14	245	*	*
- in Dosen	540	300	185	292	30	1,1
Makrele, geräuchert	261	275	5	240	33	1,2
Matjeshering	2500	235	43	200	35	1,3
Ölsardinen in Dosen	366	388	330	434	*	2,7
Rotbarsch, geräuchert	550	367	25	230	*	4,7
Salzhering	5930	240	112	341	39	2,0
Schellfisch, geräuchert	557	300	20	262	25	1,0
Schillerlocken	704	219	18	230	28	1,1
Seeaal, geräuchert	626	311	20	260	34	0,8
Seelachs, geräuchert	648	398	20	160	*	0,0

J (µg)	F (µg)	Mn (µg)	Cu (µg)	Zn (mg)	Se (µg)	
						3. Meeresfrüchte
*	*	**		bis160	*	Austern
*	*	*	240	2,3	*	Garnele, Speisekrabbe
*	*	*	700	1,6	*	Hummer
*	*	*	*	*	*	Krebs (Flusskrebs)
*	*	*	*	*	*	Miesmuschel (Pfahlmuschel)
						4. Fischwaren
*	*	*	*	*	*	Aal (Flussaal), geräuchert
130	*	*	*	*	*	Brathering
53,3	0,36	*	*	*	*	Bückling
*	*	*	*	*	*	Flunder, geräuchert
*	*	*	*	*	*	Heilbutt, geräuchert
*	*	*	*	*	*	Hering, mariniert (Bismarck-)
*	*	*	*	*	*	- in Gelee
*	2,1	*	*	*	*	- Filet in Tomatensauce
*	*	*	*	*	*	Katfisch (Seewolf), geräuchert
*	*	*	*	*	*	Krabben in Dosen
*	*	*	*	*	*	Krebsfleisch in Dosen
*	*	*	*	*	*	Lachs, geräuchert
*	0,44	*	*	*	*	- in Dosen
*	*	*	*	*	*	Makrele, geräuchert
*	*	*	*	*	*	Matjeshering
*	*	*	*	*	*	Ölsardinen in Dosen
*	*	*	*	*	*	Rotbarsch, geräuchert
*	*	*	*	*	*	Salzhering
*	*	*	*	*	*	Schellfisch, geräuchert
*	*	*	*	*	*	Schillerlocken
*	*	*	*	*	*	Seeaal, geräuchert
*	*	*	*	*	*	Seelachs, geräuchert

Mineralstoffgehalt ausgewählter Nahrungsmittel (pro 100 g verzehrfertiger Anteil)	Na (mg)	K (mg)	Ca (mg)	P (mg)	Mg (mg)	Fe (mg)
- in Öl (Lachsersatz)	2900	55	31	240	*	*
Thunfisch in Öl	361	343	7	294	28	1,2
FLEISCH UND GEFLÜGEL						
1. Schweinefleisch						
Muskelfleisch, ohne Fett	60	387	3	204	27	1,0
Bauch, frisch	59	157	1	55	*	*
Bug (Schulter)	74	291	9	149	25	1,8
Haxe (Eisbein)	78	320	2	78	*	*
Filet	75	350	5	175	25	0,89
Kamm (Hals)	76	252	5	139	17	2,2
Keule (Schlegel)	75	300	9	170	25	1,8
Kopf	77	190	3	196	*	*
Kotelett	65	315	11	150	25	1,8
Rückenspeck, frisch	21	14	2	13	*	0,3
Schnitzel	56	373	2	194	*	2,3
Kasseler	958	324	6	160	*	2,5
Herz	80	257	20	176	20	4,3
Leber	75	350	10	360	20	20,0
Niere	175	240	7	260	*	10,0
2. Rindfleisch						
Muskelfleisch, ohne Fett	57	385	4	194	21	1,9
Filet	50	340	5	165	20	2,1
Hochrippe (Rostbraten)	95	348	12	149	18	2,1
Kamm (Hals)	76	362	13	200	*	3,2
Keule (Schlegel)	80	357	13	195	20	2,6
Lende (Roastbeef)	75	335	12	155	25	2,5
Ochsenschwanz	107	206	13	*	*	*
Cornedbeef (deutsch)	833	131	33	*	*	*

J (µg)	F (µg)	Mn (µg)	Cu (µg)	Zn (mg)	Se (µg)	
*	*	*	*	*	*	- in Öl (Lachsersatz)
*	*	*	*	*	*	Thunfisch in Öl

FLEISCH UND GEFLÜGEL

1. Schweinefleisch

J (µg)	F (µg)	Mn (µg)	Cu (µg)	Zn (mg)	Se (µg)	
*	*	*	*	*	*	Muskelfleisch, ohne Fett
*	*	*	*	*	*	Bauch, frisch
1	80	14	100	3,5	7	Bug (Schulter)
*	*	*	*	*	*	Haxe (Eisbein)
1	*	14	105	3,63	7	Filet
*	*	*	*	*	*	Kamm (Hals)
*	60	25	200	2,6	*	Keule (Schlegel)
*	*	*	*	*	*	Kopf
*	50	60	100	1,39	25	Kotelett
*	*	*	*	*	*	Rückenspeck, frisch
*	*	*	*	*	*	Schnitzel
*	*	*	*	*	*	Kasseler
*	*	*	*	*	*	Herz
14	290	360	5000	6,0	60	Leber
*	*	60	170	0,37	200-400	Niere

2. Rindfleisch

J (µg)	F (µg)	Mn (µg)	Cu (µg)	Zn (mg)	Se (µg)	
*	*	*	*	*	*	Muskelfleisch, ohne Fett
1	100	20	70	3,6	35	Filet
*	*	*	*	*	*	Hochrippe (Rostbraten)
*	*	*	*	*	*	Kamm (Hals)
*	*	*	*	*	*	Keule (Schlegel)
*	*	*	40	2,5	*	Lende (Roastbeef)
*	*	*	*	*	*	Ochsenschwanz
*	*	*	*	*	*	Cornedbeef (deutsch)

Mineralstoffgehalt ausgewählter Nahrungsmittel (pro 100 g verzehrfertiger Anteil)	Na (mg)	K (mg)	Ca (mg)	P (mg)	Mg (mg)	Fe (mg)
Hackfleisch, 14 % Fett	*	199	18	190	33	2,4
Luncheon meat (Frühstücksfleisch)	1060	212	12	220	59	2,2
Rindfleisch in Dosen	600	*	*	*	*	*
Herz	110	285	9	215	25	5,13
Leber	115	290	7	360	17	7,1
Lunge	198	228	13	224	*	7,5
Niere	236	245	11	250	20	10,0
Zunge	100	255	10	229	10	3,0
3. Kalbfleisch						
Muskelfleisch, ohne Fett	94	388	13	198	16	2,1
Brust	105	329	11	237	*	3,0
Filet	95	350	12	200	20	1,4
Haxe	115	300	12	200	*	3,0
Keule (Schlegel)	90	345	13	200	16	2,3
Kotelett	95	370	13	195	16	2,1
Schnitzel	83	355	15	206	*	3,0
Bries	85	385	0,5	120	20	2,0
Herz	105	265	16	180	25	3,7
Leber	85	315	9	305	19	7,9
Lunge	155	305	5	*	*	5,0
Niere	200	290	10	260	18	12,0
Zunge	84	200	9	190	10	3,0
4. Hammel-/Lammfleisch						
Muskelfleisch, ohne Fett	94	289	12	185	19	1,8
Brust	93	294	9	155	*	2,3
Filet	95	290	12	160	19	2,0
Keule (Schlegel)	80	380	10	215	25	2,5
Kotelett	90	345	9	140	*	2,2

J (µg)	F (µg)	Mn (µg)	Cu (µg)	Zn (mg)	Se (µg)	
*	*	*	*	*	*	Hackfleisch, 14 % Fett
						Luncheon meat
*	*	*	*	*	*	(Frühstücksfleisch)
*	*	*	*	*	*	Rindfleisch in Dosen
30	60	60	410	2,0	45	Herz
14	130	250	3600	5,1	35	Leber
*	*	*	*	*	*	Lunge
*	200	110	390	2,0	100-500	Niere
*	*	*	*	*	*	Zunge
						3. Kalbfleisch
*	*	*	*	*	*	Muskelfleisch, ohne Fett
*	*	*	*	*	*	Brust
2	20	10	60	4,3	*	Filet
*	*	*	*	*	*	Haxe
3	20	30	250	*	*	Keule (Schlegel)
3	20	30	250	2,3	*	Kotelett
*	*	*	*	*	*	Schnitzel
*	*	*	*	*	*	Bries
*	*	30	320	0,2	*	Herz
4	19	280	5500	8,4	40	Leber
*	*	*	*	*	*	Lunge
4	200	50	370	1,8	260	Niere
*	*	*	*	*	*	Zunge
						4. Hammel-/Lammfleisch
*	*	*	*	*	*	Muskelfleisch, ohne Fett
*	*	*	*	*	*	Brust
*	20	13	90	2,0	1	Filet
2	*	15	100	3,7	2	Keule (Schlegel)
*	*	*	*	*	*	Kotelett

Mineralstoffgehalt ausgewählter Nahrungsmittel (pro 100 g verzehrfertiger Anteil)	Na (mg)	K (mg)	Ca (mg)	P (mg)	Mg (mg)	Fe (mg)
Lende	75	295	9	140	*	2,0
Schnitzel	80	417	*	*	*	2,0
Herz	118	248	4	160	16	6,1
Leber	95	282	4	364	14	12,4
5. Geflügel						
Ente i. D.	140	290	11	185	*	2,1
Gans i. D.	85	420	12	185	25	2,0
Huhn, Brathuhn	85	360	12	200	35	1,8
- Brust, mit Haut	66	264	14	212	*	1,1
- Keule (Schlegel), mit Haut	95	250	15	190	*	1,8
- Suppenhuhn	*	190	11	180	*	1,4
- Herz	110	260	22	165	*	1,7
- Leber	70	220	18	240	13	7,4
Puter, ausgewachsenes Tier	65	300	25	225	25	1,4
- Brust, ohne Haut	45	335	*	*	20	1,0
- Keule (Schlegel), ohne Haut	85	290	*	*	17	2,0
Puter, Jungtiere	65	315	25	240	30	1,5
6. Wild und Sonstiges						
Hase i. D.	50	400	9	220	*	2,4
Hirsch i. D.	60	330	7	250	30	*
Reh, Keule (Schlegel)	60	309	5	220	*	3,0
- Rücken	85	340	25	220	*	3,0
Fasan	40	245	11	250	20	0,4
Kaninchen	45	380	14	225	30	3,5
Pferd i. D.	45	330	13	185	25	4,7
Ziege i. D.	*	*	10	*	*	1,95

J (µg)	F (µg)	Mn (µg)	Cu (µg)	Zn (mg)	Se (µg)	
*	*	*	*	*	*	Lende
*	*	*	*	*	*	Schnitzel
*	*	*	*	*	*	Herz
*	*	*	*	*	*	Leber
						5. Geflügel
*	*	30	450	*	*	Ente i. D.
4	*	50	330	1,3	25	Gans i. D.
*	35	20	300	0,85	*	Huhn, Brathuhn
*	*	*	*	*	*	- Brust, mit Haut
*	*	*	*	*	14	- Keule (Schlegel), mit Haut
*	*	*	*	*	*	- Suppenhuhn
*	*	*	*	3,0	*	- Herz
*	*	75	300	3,2	65	- Leber
*	*	35	100	2,0	*	Puter, ausgewachsenes Tier
*	*	30	130	1,8	*	- Brust, ohne Haut
*	*	50	160	2,4	*	- Keule (Schlegel), ohne Haut
*	*	35	110	2,1	*	Puter, Jungtiere
						6. Wild und Sonstiges
+	*	*	*	*	*	Hase i. D.
*	*	*	*	*	*	Hirsch i. D.
*	*	*	*	*	*	Reh, Keule (Schlegel)
*	*	*	*	*	*	- Rücken
*	*	17	65	0,96	*	Fasan
*	*	40	150	1,7	10	Kaninchen
1	*	20	145	4,6	6	Pferd i. D.
*	*	*	*	*	*	Ziege i. D.

Mineralstoffgehalt ausgewählter Nahrungsmittel (pro 100 g verzehrfertiger Anteil)	Na (mg)	K (mg)	Ca (mg)	P (mg)	Mg (mg)	Fe (mg)
FLEISCH- UND WURSTWAREN, BRÜHEN						
1. Fleisch-/Wurstwaren						
Bierschinken	753	261	15	152	18	1,5
Bockwurst	700	*	*	67	*	*
Bratwurst (Schwein)	520	140	5	190	15	1,0
Cervelatwurst	1260	300	24	155	11	1,7
Dosenwürstchen	711	*	10	185	*	2,7
Fleisch- und Leberkäse	599	299	4	*	15	2,0
Fleischwurst (Lyoner)	829	199	14	129	13	1,7
Frankfurter Würstchen	780	180	8	105	*	1,75
Gelbwurst	640	285	*	*	*	*
Jagdwurst	818	260	14	144	19	2,9
Kasseler	950	325	6	160	*	2,5
Knackwurst (Currywurst)	1190	195	28	144	*	*
Leberpastete	740	175	10	190	15	6,4
Leberwurst	810	145	40	155	*	5,3
- mager	400	140	9	240	7	5,5
Mettwurst (Braunschweiger)	1090	215	13	160	*	1,6
Mortadella	668	207	42	143	19	3,1
Münchner Weißwurst	620	122	25	*	*	*
Rotwurst (Blutwurst)	680	38	7	22	8	6,4
Salami, deutsche	1260	300	35	165	*	*
Schinken, gesalzen, gekocht	960	270	15	135	25	2,3
Schinken, gesalzen, roh geräuchert	1400	250	10	205	20	2,25
Speck, durchwachsen, frisch	1770	225	9	108	15	0,8
Wammerl, durchwachsen, geräuchert	1770	225	9	110	*	0,8
Wiener Würstchen	940	205	13	170	*	2,4

J (µg)	F (µg)	Mn (µg)	Cu (µg)	Zn (mg)	Se (µg)	
						1. Fleisch-/Wurstwaren
*	*	*	*	*	*	Bierschinken
*	*	*	*	*	*	Bockwurst
*	*	*	*	*	*	Bratwurst (Schwein)
*	*	*	*	*	*	Cervelatwurst
*	*	*	*	*	*	Dosenwürstchen
*	*	*	*	*	*	Fleisch- und Leberkäse
*	*	*	*	*	*	Fleischwurst (Lyoner)
*	*	*	*	*	*	Frankfurter Würstchen
*	*	*	*	*	*	Gelbwurst
*	*	*	*	*	*	Jagdwurst
*	*	*	*	*	*	Kasseler
*	*	*	*	*	*	Knackwurst (Currywurst)
*	*	120	400	*	*	Leberpastete
*	*	*	*	*	*	Leberwurst
*	*	*	*	*	*	- mager
*	*	*	*	*	*	Mettwurst (Braunschweiger)
*	*	*	*	*	*	Mortadella
*	*	*	*	*	*	Münchner Weißwurst
*	*	*	*	*	*	Rotwurst (Blutwurst)
*	*	*	*	*	*	Salami, deutsche
*	*	*	*	*	*	Schinken, gesalzen, gekocht
*	*	*	*	*	*	Schinken, gesalzen, roh geräuchert
*	*	*	*	*	*	Speck, durchwachsen, frisch
*	*	*	*	*	*	Wammerl, durchwachsen, geräuchert
*	*	*	*	*	*	Wiener Würstchen

Mineralstoffgehalt ausgewählter Nahrungsmittel (pro 100 g verzehrfertiger Anteil)	Na (mg)	K (mg)	Ca (mg)	P (mg)	Mg (mg)	Fe (mg)
2. Fleischbrühen						
Fleischextrakt, trocken, Instant	1760	7200	163	2380	374	39,0
Fette Brühe, trocken, Instant	*	375	175	555	*	*
3. Sonstiges						
Speisegelatine	30	20	11	0	11	0

GETREIDE UND GETREIDEERZEUGNISSE

1. Getreide/Mahlprodukte	Na (mg)	K (mg)	Ca (mg)	P (mg)	Mg (mg)	Fe (mg)
Amaranth	25	484	214	582	308	9,0
Buchweizen, Korn, geschält	2	324	21	254	85	3,2
- Grütze	1	220	12	150	50	2,0
- Vollmehl	1	380	33	189	50	2,0
Gerste, Korn	18	444	33	342	114	2,8
- Perlgraupen	5	190	14	189	125	2,0
Grünkern (Dinkel), Korn	2,8	445	20	410	130	4,2
- Mehl	3	381	24	384	114	3,0
Hafer, Korn	8	355	79	342	129	5,8
- Vollkornflocken	5	335	55	390	140	4,6
Hirse, Korn	3	215	20	310	170	9,0
Mais, Korn	6	330	15	255	120	1,5
- Popcorn	3	240	11	281	*	1,7
- Grieß (Polenta)	1	80	4	73	20	1,0
- Vollmehl	0,7	120	18	255	45	2,4
Quinoa	10	804	80	328	276	8,0
Reis, Korn, unpoliert	10	150	25	325	155	2,6
- poliert	6	105	6	120	65	0,6
- Mehl	4	104	7	90	23	0,4
Roggen, Korn	40	510	65	335	120	4,6
- Mehl, Type 815	1	170	20	125	25	2,1

J (µg)	F (µg)	Mn (µg)	Cu (µg)	Zn (mg)	Se (µg)	
						2. Fleischbrühen
*	*	*	*	*	*	Fleischextrakt, trocken, Instant
*	*	*	*	*	*	Fette Brühe, trocken, Instant
						3. Sonstiges
6	*	*	*	*	19	Speisegelatine
						1. Getreide/Mahlprodukte
*	*	*	*	*	*	Amaranth
*	*	*	*	*	*	Buchweizen, Korn, geschält
	*	+	700	*	*	- Grütze
3	*	2000	*	*	*	- Vollmehl
7	120	1650	300	3,1	2	Gerste, Korn
*	*	*	*	*	*	- Perlgraupen
*	*	*	260	*	*	Grünkern (Dinkel), Korn
*	*	*	*	*	*	- Mehl
6	95	4000	470	4,5	2	Hafer, Korn
4	35	5000	530	4,4	*	- Vollkornflocken
3	50	1900	850	1,8	*	Hirse, Korn
3	60	480	160	2,5	2	Mais, Korn
*	*	*	*	*	*	- Popcorn
*	*	*	*	*	*	- Grieß (Polenta)
*	*	*	*	*	*	- Vollmehl
*	*	*	*	*	*	Quinoa*
2	50	1100	240	1,4	40	Reis, Korn, unpoliert
2	50	2000	130	0,5	40	- poliert
*	*	*	*	*	*	- Mehl
7	150	2400	500	1,3	2	Roggen, Korn
*	*	*	200	0,77	*	- Mehl, Type 815

Mineralstoffgehalt ausgewählter Nahrungsmittel (pro 100 g verzehrfertiger Anteil)	Na (mg)	K (mg)	Ca (mg)	P (mg)	Mg (mg)	Fe (mg)
- Mehl, Type 1150	1	295	20	175	65	2,42
- Vollkornmehl, Backschrot,						
Type 1800	2	440	25	325	85	*
- Keimlinge	*	*	*	*	*	*
Sorghum (Mohrenhirse)	*	*	25	330	*	2,7
Weizen, Korn	8	500	45	345	145	3,0
- Grieß	1	112	17	87	30	1,0
- Mehl, Type 405	2	110	15	75	*	1,1
- Mehl, Type 1050	2	203	14	208	53	2,8
- Vollkornmehl, Backschrot,						
Type 1700	290	40	392	1401	4,0	8
- Keime, getrocknet	5	835	70	1100	250	8,0
- Speisekleie	2	1390	45	1280	590	3,58
2. Stärkemehl						
Kartoffelstärke	7	15	35	6	5	1,8
Maisstärke	3	7	+	30	2	0,5
Reisstärke	61	8	20	10	2	+
Weizenstärke	2	16	0	20	+	0
3. Brot/Backwaren						
Brote						
Roggenbrot	550	170	30	120	35	2,5
Roggenmischbrot	537	185	23	183	40	2,3
Roggenschrot- und						
-vollkornbrot	525	290	45	200	*	3,3
Weizenbrot (Weißbrot)	540	130	60	90	25	1,0
Weizenmischbrot	553	177	17	127	75	1,7
Weizenschrot- und						
-vollkornbrot	380	270	65	195	90	2,0
Weizenbrötchen (Semmel)	553	130	27	102	30	1,2

J (µg)	F (µg)	Mn (µg)	Cu (µg)	Zn (mg)	Se (µg)	
*	*	*	800	*	*	- Mehl, Type 1150
*	*	*	*	*	*	- Vollkornmehl, Backschrot, Type 1800
*	*	*	750	20	*	- Keimlinge
*	*	*	370	2,0	*	Sorghum (Mohrenhirse)
1	90	3000	630	4,0	70	Weizen, Korn
*	*	*	*	*	1	- Grieß
*	*	740	290	1,1	2	- Mehl, Type 405
*	*	*	*	*	*	- Mehl, Type 1050
*	*	400	1,3	*		- Vollkornmehl, Backschrot, Type 1700
*	*	9000	950	12,0	*	- Keime, getrocknet
*	*	3700	1550	13,0	*	- Speisekleie
						2. Stärkemehl
*	*	*	*	*	*	Kartoffelstärke
*	*	*	*	*	*	Maisstärke
*	*	*	*	*	*	Reisstärke
*	*	*	*	*	*	Weizenstärke
						3. Brot/Backwaren
						Brote
9	13	920	270	0,86	*	Roggenbrot
*	69	*	*	*	*	Roggenmischbrot
*	100	*	680	*	*	Roggenschrot- und -vollkornbrot
6	80	600	220	0,5	2	Weizenbrot (Weißbrot)
*	69	*	*	*	*	Weizenmischbrot
*	*	2300	420	2,0	2	Weizenschrot- und -vollkornbrot
*	*	*	*	*	*	Weizenbrötchen (Semmel)

Mineralstoffgehalt ausgewählter Nahrungsmittel (pro 100 g verzehrfertiger Anteil)	Na (mg)	K (mg)	Ca (mg)	P (mg)	Mg (mg)	Fe (mg)
Weizentoastbrot	551	160	25	90	24	2,2
Knäckebrot	463	436	55	318	68	5,0
Pumpernickel	370	338	55	147	80	2,4
Steinmetzbrot	420	275	26	259	22	3,0
Fein-/Dauerbackwaren						
Butterkeks	385	140	45	120	25	1,77
Mandelmakronen	59	430	115	209	94	1,9
Salzstangen und -brezel	1790	125	145	*	*	0,7
Zwieback, eifrei	265	160	40	130	16	1,5
4. Frühstücksflocken						
Kleieflocken, gezuckert	*	1000	70	1000	*	9,0
Cornflakes	938	120	13	59	14	2,0
Müslimischung, trocken	15	420	75	140	65	3,0
Früchtemüsli, ungezuckert	55	580	70	325	120	3,6
Schokomüsli	155	350	80	300	109	3,6
5. Teigwaren						
Eierteigwaren (Nudeln), roh	17	164	27	195	67	1,6
Italienische Teigwaren (Pasta, eifrei), roh	5	*	22	165	*	1,5
6. Verschiedenes						
Bierhefe (getrocknet)	77	1410	50	1900	230	17,5
Bäckerhefe, frisch	26	640	23	590	60	5,0

J (µg)	F (µg)	Mn (µg)	Cu (µg)	Zn (mg)	Se (µg)	
*	60	*	*	*	*	Weizentoastbrot
*	*	*	*	*	*	Knäckebrot
*	69	*	*	*	*	Pumpernickel
*	60	*	*	*	*	Steinmetzbrot
						Fein-/Dauerbackwaren
*	*	400	300	*	*	Butterkeks
*	*	*	*	*	*	Mandelmakronen
*	*	*	*	0,5	*	Salzstangen und -brezel
*	*	750	400	*	*	Zwieback, eifrei
						4. Frühstücksflocken
*	*	*	*	*	*	Kleieflocken, gezuckert
*	*	*	*	*	*	Cornflakes
*	*	*	*	*	*	Müslimischung, trocken
*	*	*	*	*	*	Früchtemüsli, ungezuckert
*	*	*	*	*	*	Schokomüsli
						5. Teigwaren
*	*	*	*	*	*	Eierteigwaren (Nudeln), roh
*	*	*	*	*	*	Italienische Teigwaren (Pasta, eifrei), roh
						6. Verschiedenes
*	*	*	*	*	*	Bierhefe (getrocknet)
*	*	*	*	*	*	Bäckerhefe, frisch

Mineralstoffgehalt ausgewählter Nahrungsmittel (pro 100 g verzehrfertiger Anteil)	Na (mg)	K (mg)	Ca (mg)	P (mg)	Mg (mg)	Fe (mg)
HÜLSENFRÜCHTE/SPROSSEN						
Alfalfa/Luzerne, Sprossen, frisch	6	79	30	70	27	1,0
Bohnenkerne, weiß	3	1300	113	430	140	6,1
Erbsen	26	930	51	378	116	5,2
Kichererbsen	25	580	110	430	110	7,2
Limabohnen	20	1750	90	350	200	6,0
Linsen	4	810	75	410	75	7,0
Sojabohnen	4	1740	255	590	245	8,59
Sojakäse (Tofu)	7	121	105	98	103	5,4
Sojafleisch, trocken	*	2100	250	650	300	11,0
Sojamehl, vollfett	4	1870	195	555	245	12,0
Sojamilch	*	*	21	48	*	0,8
Sojasprossen, frisch	7	250	42	58	25	0,8
SAMEN, KERNE, NÜSSE						
Cashewkern	15	552	31	375	270	2,8
Erdnuss	5	705	60	370	165	2,11
- geröstet	6	775	65	410	180	2,32
- Butter	*	670	65	410	175	2,0
Haselnusskern	2	635	225	335	155	3,8
Kastanie (Marone)	2	705	35	87	45	1,32
Kokosnuss	35	380	20	95	39	2,25
Kokosmilch	47	282	27	33	28	0,1
Kokosraspel	28	750	22	160	90	3,6
Lupinensamen, bitter, ungeschält	1210	1630	180	880	430	7,6
Macadamianuss	265	*	50	200	*	0,2
Mandelkern	23	835	250	455	170	4,0
Paranuss	2	645	130	675	160	3,4

J (µg)	F (µg)	Mn (µg)	Cu (µg)	Zn (mg)	Se (µg)	
						HÜLSENFR./SPROSSEN
*	*	*	*	*	*	Alfalfa/Luzerne, Sprossen, frisch
*	*	2000	*	2,8	*	Bohnenkerne, weiß
15	40	1300	740	3,8	*	Erbsen
	*	*	*	*	*	Kichererbsen
*	*	1950	780	3,1	*	Limabohnen
*	25	*	660	5,0	11	Linsen
6	*	3000	110	1,0	60	Sojabohnen
*	*	*	*	*	*	Sojakäse (Tofu)
*	*	*	*	*	*	Sojafleisch, trocken
1	*	4000	*	5,0	*	Sojamehl, vollfett
*	*	*	*	*	*	Sojamilch
*	*	*	*	*	*	Sojasprossen, frisch
						SAMEN, KERNE, NÜSSE
10	140	840	3700	4,8	*	Cashewkern
13	130	1000	550	3,07	2	Erdnuss
14	140	1000	610	3,38	20	- geröstet
*	*	*	*	*	*	- Butter
2	*	6000	1280	1,87	2	Haselnusskern
+	*	750	230	*	*	Kastanie (Marone)
1	*	1310	3650	0,5	810	Kokosnuss
*	*	*	*	*	*	Kokosmilch
*	*	*	*	*	*	Kokosraspel
*	*	*	*	*	*	Lupinensamen, bitter, ungeschält
*	*	*	*	*	*	Macadamianuss
2	90	2000	850	2,0	2	Mandelkern
+	*	600	1300	4,0	100	Paranuss

Mineralstoffgehalt ausgewählter Nahrungsmittel (pro 100 g verzehrfertiger Anteil)	Na (mg)	K (mg)	Ca (mg)	P (mg)	Mg (mg)	Fe (mg)
Pecannuss	3	605	75	290	140	2,4
Pinienkern	*	*	12	605	*	5,2
Pistazienkern	*	1020	135	500	160	7,3
Sesamsamen	45	460	785	605	345	10,0
Sonnenblumenkern, geschält	2	725	100	620	420	6,3
Walnusskern	2	545	85	410	130	2,5
GEMÜSE UND KRÄUTER						
Artischocke	47	350	53	130	26	1,5
Aubergine	3	224	13	21	11	0,42
Bambussprossen	6	470	15	55	*	0,7
Blattsellerie	96	291	50	40	27	0,5
Bleichsellerie (Stauden-)	132	344	80	48	12	0,5
Blumenkohl	16	330	20	55	17	0,63
Bohnen, grün	2	250	55	40	25	0,83
- in Dosen, Gesamtinhalt	249	148	34	24	20	1,3
Brennessel	18	316	190	61	*	*
Brokkoli	13	373	113	82	24	1,3
Brunnenkresse	12	276	180	64	34	3,1
Chicorée	4	190	25	25	13	0,74
Chinakohl	19	144	40	30	11	0,6
Endivien	53	320	55	55	10	1,4
Erbsen, grün, frisch	1	340	15	100	30	1,9
- in Dosen, Gesamtinhalt	236	99	20	62	20	1,5
Feldsalat	4	420	32	49	13	2,0
Fenchelknolle	85	495	110	50	50	2,7
Gartenkresse	5	550	215	38	40	2,9
Grünkohl (Brauner Kohl)	40	490	210	85	30	1,9
Gurke (Salatgurke)	8	141	15	25	8	0,5
- Salz-Dill-Gurke	960	*	30	30	*	1,6

J (µg)	F (µg)	Mn (µg)	Cu (µg)	Zn (mg)	Se (µg)	
3500	*	*	*	*	3	Pecannuss
*	*	*	*	*	*	Pinienkern
*	*	*	*	*	450	Pistazienkern
*	*	*	1600	*	800	Sesamsamen
*	*	2400	2800	5,2	*	Sonnenblumenkern, geschält
3	680	2000	880	2,7	*	Walnusskern
						GEMÜSE UND KRÄUTER
*	*	380	320	0,06	*	Artischocke
1	*	190	90	0,28	*	Aubergine
*	*	*	*	*	*	Bambussprossen
*	*	*	*	*	*	Blattsellerie
+	*	*	120	0,11	*	Bleichsellerie (Stauden-)
+	12	170	140	0,23	1-16	Blumenkohl
3	12	380	140	0,18	1	Bohnen, grün
*	*	*	*	*	*	- in Dosen, Gesamtinhalt
*	*	*	*	*	*	Brennessel
1	10	260	200	0,94	*	Brokkoli
*	*	*	*	*	*	Brunnenkresse
1	*	300	140	0,19	*	Chicorée
+	15	280	20	0,34	*	Chinakohl
6	*	220	100	0,34	13	Endivien
4	25	660	380	1,03	1	Erbsen, grün, frisch
*	*	*	*	*	*	- in Dosen, Gesamtinhalt
*	*	*	110	0,54	*	Feldsalat
*	*	*	60	0,25	*	Fenchelknolle
*	25	*	*	*	*	Gartenkresse
12	20	550	90	0,33	2	Grünkohl (Brauner Kohl)
3	20	150	90	0,16	0-60	Gurke (Salatgurke)
*	*	*	*	*	*	- Salz-Dill-Gurke

Mineralstoffgehalt ausgewählter Nahrungsmittel (pro 100 g verzehrfertiger Anteil)	Na (mg)	K (mg)	Ca (mg)	P (mg)	Mg (mg)	Fe (mg)
Ingwerwurzel	34	910	97	140	130	17,0
Kartoffel	3	411	6	50	20	0,4
- Chips	450	1000	52	147	64	2,3
- gekocht mit Schale	3	443	10	50	*	0,8
- geröstet	*	785	24	78	*	1,6
- Pommes frites, verzehrfertig	6	926	20	112	*	1,9
Knoblauchzehe	19	530	40	135	35	1,4
Knollensellerie	77	310	68	80	9	0,5
Kohlrabi	32	372	68	51	43	0,9
Kohlrübe	10	227	47	39	11	0,5
Kopfsalat	8	172	20	22	9	0,3
Kürbis	1	383	22	44	8	0,8
Löwenzahn	76	435	173	70	36	3,1
Mangold	90	376	103	39	*	2,7
Meerrettich	9	554	105	65	33	1,4
Möhre (Karotte)	60	290	41	36	17	2,1
- in Dosen, Gesamtinhalt	61	140	24	22	*	0,7
- Saft, frisch gepresst	52	219	27	31	*	*
Paprikaschote, grün	2	190	11	30	12	0,75
Paprikaschote, rot	5	260	10	30	14	0,55
Pastinake	8	469	51	73	22	0,6
Petersilie	33	1000	245	128	41	6,0
Petersilienwurzel	12	880	39	56	26	0,9
Porree (Lauch)	5	225	85	45	18	1,0
Portulak	2	390	95	35	151	3,6
Radieschen	17	255	35	28	8	1,2
Rettich	18	322	32	30	15	0,8
Rhabarber	2	270	50	25	13	0,53
Rosenkohl	7	390	31	80	22	1,1
Rote Bete	62	335	29	45	25	0,93
- Saft	200	242	2	29	*	*

J (µg)	F (µg)	Mn (µg)	Cu (µg)	Zn (mg)	Se (µg)	
*	*	*	*	*	*	Ingwerwurzel
4	10	150	150	270	4-20	Kartoffel
*	*	*	*	*	*	- Chips
*	*	*	*	*	*	- gekocht mit Schale
*	*	*	*	*	*	- geröstet
*	*	*	*	*	*	- Pommes frites, verzehrfertig
3	*	460	260	1,0	20	Knoblauchzehe
3	14	150	20	0,31	1-10	Knollensellerie
1	*	130	120	0,26	8-165	Kohlrabi
4	30	40	80	0,08	*	Kohlrübe
3	30	350	55	0,22	1-10	Kopfsalat
1	*	65	80	0,2	*	Kürbis
*	*	*	*	*	*	Löwenzahn
*	*	300	80	0,35	*	Mangold
1	*	460	140	1,4	+	Meerrettich
15	25	210	130	0,64	+	Möhre (Karotte)
*	*	*	*	*	*	- in Dosen, Gesamtinhalt
*	*	*	*	*	*	- Saft, frisch gepresst
2	*	100	100	0,18	1	Paprikaschote, grün
1	*	100	80	0,26	*	Paprikaschote, rot
4	10	400	100	0,85	*	Pastinake
15	110	3000	520	0,9	bis 110	Petersilie
+	*	*	*	*	*	Petersilienwurzel
1	10	190	55	0,31	0-10	Porree (Lauch)
*	*	*	*	*	*	Portulak
8	70	125	150	0,16	*	Radieschen
8	*	50	130	0,2	2-30	Rettich
1	40	130	50	0,13	*	Rhabarber
1	*	260	90	0,87	18	Rosenkohl
1	20	1000	190	0,59	1-20	Rote Bete
*	*	*	*	*	*	- Saft

Mineralstoffgehalt ausgewählter Nahrungsmittel (pro 100 g verzehrfertiger Anteil)	Na (mg)	K (mg)	Ca (mg)	P (mg)	Mg (mg)	Fe (mg)
Rotkohl	4	267	35	32	18	0,5
Sauerampfer	4	362	54	71	41	8,5
Sauerkraut, abgetropft	355	288	48	43	14	0,6
Schnittlauch	3	434	129	75	44	1,9
Schwarzwurzel	5	320	53	76	23	3,3
Spargel	4	203	26	46	18	0,7
- in Dosen, Gesamtinhalt	355	104	17	38	*	0,9
Spinat	65	633	126	55	58	4,1
- tiefgefroren	40	320	120	45	46	2,1
- Saft, Handelsware	73	412	1	44	40	1,5
Süßkartoffel (Batate)	4	400	35	45	25	0,8
Tomate	3	242	9	18	14	0,6
- in Dosen	9	193	9	11	13	0,5
- Saft, Handelsware	5	230	15	15	10	0,6
- Mark, gesalzen	590	1160	21	34	32	*
Topinambur	*	480	10	80	20	3,7
Weiße Rübe	58	240	50	28	7	0,4
Weißkohl	13	208	49	29	23	0,5
Wirsing	9	275	47	55	12	0,9
Zucchini	3	152	30	25	+	1,5
Zuckermais, Maiskörner roh	0,3	300	6	115	50	0,55
- in Dosen	209	230	+	*	*	*
Zwiebel	9	135	27	42	11	0,5

PILZE

Austernpilz	6	254	12	67	13	1,2
Birkenpilz	2	346	9	115	*	1,6
Butterpilz	*	190	25	*	6	1,3
Champignon (Zucht-)	12	418	10	120	13	1,1
- in Dosen	360	162	19	69	15	0,8

J (µg)	F (µg)	Mn (µg)	Cu (µg)	Zn (mg)	Se (µg)	
5	12	100	60	0,22	2	Rotkohl
*	*	*	*	*	*	Sauerampfer
*	45	140	130	0,32	*	Sauerkraut, abgetropft
4	*	*	*	*	*	Schnittlauch
*	*	410	300	0,22	*	Schwarzwurzel
7	50	270	150	0,5	*	Spargel
1	*	120	55	0,38	*	- in Dosen, Gesamtinhalt
12	110	760	120	0,5	2-18	Spinat
*	*	*	*	*	*	- tiefgefroren
*	*	*	*	*	*	- Saft, Handelsware
*	*	*	*	*	*	Süßkartoffel (Batate)
2	25	140	90	0,24	1-10	Tomate
*	*	*	*	*	*	- in Dosen
*	*	*	*	*	*	- Saft, Handelsware
*	*	*	*	*	*	- Mark, gesalzen
*	*	*	*	*	*	Topinambur
8	*	70	70	0,23	3-25	Weiße Rübe
5	12	100	60	0,21	18	Weißkohl
*	*	200	70	0,3	3	Wirsing
2	*	140	80	*	*	Zucchini
3	*	200	60	1,0	3	Zuckermais, Maiskörner roh
*	*	*	*	*	*	- in Dosen
2	40	230	80	0,82	1-10	Zwiebel

PILZE

J (µg)	F (µg)	Mn (µg)	Cu (µg)	Zn (mg)	Se (µg)	
*	*	*	*	*	*	Austernpilz
*	*	*	*	*	*	Birkenpilz
*	*	*	*	*	*	Butterpilz
18	30	110	400	0,39	7	Champignon (Zucht-)
*	*	*	*	*	*	- in Dosen

Mineralstoffgehalt ausgewählter Nahrungsmittel (pro 100 g verzehrfertiger Anteil)	Na (mg)	K (mg)	Ca (mg)	P (mg)	Mg (mg)	Fe (mg)
Hallimasch	*	440	7	*	12	0,9
Morchel (Speise-)	2	390	11	162	11	1,2
Pfifferling	3	367	4	56	14	6,5
- getrocknet	32	5370	85	581	*	17,2
- in Dosen, Gesamtinhalt	165	155	5	33	6	1,0
Reizker	6	310	6	74	8	1,3
Rotkappe	+	314	30	*	9	*
Steinpilz	6	486	23	115	12	1,0
- getrocknet	14	2000	34	642	+	8,4
Trüffel	77	526	24	62	24	3,5

OBST/OBSTPRODUKTE						
Ananas, frisch	2	172	16	9	17	0,4
- in Dosen, Gesamtinhalt	1	75	13	6	8	0,3
- Saft, Handelsware	1	140	12	10	12	0,7
Apfel, ungeschält	3	144	4	6	10	0,5
- getrocknet (geschwefelt)	10	622	31	51	*	1,2
- Mus	2	114	4	6	10	0,4
- Saft, Handelsware	2	115	7	7	4	0,26
Apfelsine (Orange)	1	189	42	22	14	0,4
- Saft, frisch gepresst	1	157	11	16	12	0,2
- Saft, Handelsware	1	170	15	16	12	0,27
Aprikose	2	280	17	22	9	0,65
- getrocknet	11	1370	82	111	50	4,4
- in Dosen, Gesamtinhalt	13	171	11	15	9	0,7
Avocado	3	503	10	38	29	0,6
Banane	1	382	8	27	36	0,7
- getrocknet, Chips	4	1477	32	104	*	2,8
Birne	2	128	9	13	8	0,3
- getrocknet	7	573	35	48	*	1,3

J (µg)	F (µg)	Mn (µg)	Cu (µg)	Zn (mg)	Se (µg)	
*	*	*	*	*	*	Hallimasch
*	*	*	*	*	*	Morchel (Speise-)
*	50	180	600	0,65	1	Pfifferling
*	*	*	*	*	*	- getrocknet
*	*	*	*	*	*	- in Dosen, Gesamtinhalt
*	*	*	*	*	*	Reizker
*	*	*	*	*	*	Rotkappe
*	65	170	230	0,7	*	Steinpilz
*	*	*	*	*	*	- getrocknet
*	*	*	*	*	*	Trüffel
						OBST/OBSTPRODUKTE
5	14	110	80	0,26	1	Ananas, frisch
*	*	*	*	*	*	- in Dosen, Gesamtinhalt
*	*	*	90	*	*	- Saft, Handelsware
2	7	65	100	0,12	1-6	Apfel, ungeschält
*	*	200	600	*	*	- getrocknet (geschwefelt)
*	*	*	*	*	*	- Mus
1	10	120	60	0,12	*	- Saft, Handelsware
2	5	30	65	0,1	4	Apfelsine (Orange)
*	*	*	*	*	*	- Saft, frisch gepresst
+	*	30	55	0,12	*	- Saft, Handelsware
1	10	270	150	0,07	*	Aprikose
3	50	2000	800	400	*	- getrocknet
*	*	*	*	*	*	- in Dosen, Gesamtinhalt
*	*	140	210	*	*	Avocado
3	20	530	130	0,22	4	Banane
*	*	*	*	*	*	- getrocknet, Chips
2	12	50	90	0,23	1	Birne
*	*	*	*	*	*	- getrocknet

Mineralstoffgehalt ausgewählter Nahrungsmittel (pro 100 g verzehrfertiger Anteil)	Na (mg)	K (mg)	Ca (mg)	P (mg)	Mg (mg)	Fe (mg)
- in Dosen, Gesamtinhalt	4	65	6	8	4	0,4
- Nektar, 40 % Fruchtanteil	1	39	3	5	*	0,1
Brombeere	2	180	44	30	30	0,9
- Saft, frisch gepresst	1	170	12	12	*	0,9
Dattel, getrocknet	18	649	61	60	50	2,5
Erdbeere	2	147	24	25	15	1,0
- tiefgefroren	2	156	24	25	15	1,0
Feige	2	217	54	32	20	0,6
- getrocknet	37	850	190	108	70	3,2
Granatapfelsaft, frisch	1	200	3	8	3	0,2
Grapefruit	2	180	18	16	10	0,4
- Saft, frisch gepresst	2	129	8	13	9	0,3
Guave (Dosen, Gesamtinhalt)	7	120	8	11	6	*
Hagebutte, Fleisch u. Schale	146	291	257	258	104	0,5
Heidelbeere	1	73	13	11	2	0,9
- tiefgefroren	1	70	10	11	*	0,8
Himbeere	1	169	40	44	30	1,0
- in Dosen, ungezuckert	1	114	15	15	*	0,5
- in Dosen, gezuckert	7	92	18	13	13	1,8
- Saft, frisch gepresst	3	153	18	13	16	2,6
Holunderbeeren, frisch	1	303	37	57	30	1,6
- Saft, ungezuckert	1	288	5	45	*	*
Honigmelone, Fruchtfleisch	20	330	6	21	10	0,2
Johannisbeere, rot	1	238	29	27	13	0,9
- schwarz	1	310	43	40	17	1,3
- weiß	2	268	30	23	9	1,0
Kakifrucht	4	170	10	20	8	0,3
Kaktusfeige, frisch	*	90	24	28	*	0,3
Kirsche, süß	3	229	17	20	11	0,4
- sauer	2	114	8	19	8	0,5
Kiwi	4	295	40	31	24	0,8

J (µg)	F (µg)	Mn (µg)	Cu (µg)	Zn (mg)	Se (µg)	
*	*	*	*	*	*	- in Dosen, Gesamtinhalt
*	*	*	*	*	*	- Nektar, 40 % Fruchtanteil
+	*	600	140	*	*	Brombeere
*	*	*	*	*	*	- Saft, frisch gepresst
1	*	150	330	0,34	3	Dattel, getrocknet
1	25	200	120	0,12	*	Erdbeere
*	*	*	*	*	*	- tiefgefroren
2	20	*	70	0,25	*	Feige
4	*	350	380	0,9	*	- getrocknet
*	*	*	*	*	*	Granatapfelsaft, frisch
1	25	13	40	0,17	+	Grapefruit
*	*	*	*	*	*	- Saft, frisch gepresst
*	*	*	*	*	*	Guave (Dosen, Gesamtinhalt)
1	60	1000	1800	0,92	+	Hagebutte, Fleisch u. Schale
*	2	2500	110	0,1	*	Heidelbeere
+	*	*	*	*	*	- tiefgefroren
1	*	1200	140	0,53	*	Himbeere
*	*	*	*	*	*	- in Dosen, ungezuckert
*	*	*	*	*	*	- in Dosen, gezuckert
*	*	*	*	*	*	- Saft, frisch gepresst
3	*	*	60	0,21	*	Holunderbeeren, frisch
*	*	*	*	*	*	- Saft, ungezuckert
1	*	*	85	0,2	*	Honigmelone, Fruchtfleisch
1	25	600	100	0,2	+	Johannisbeere, rot
1	30	680	110	0,18	*	- schwarz
*	*	*	*	*	*	- weiß
*	*	*	*	*	*	Kakifrucht
*	*	*	*	*	*	Kaktusfeige, frisch
1	18	63	95	0,15	*	Kirsche, süß
*	*	*	*	*	*	- sauer
*	*	*	*	*	*	Kiwi

Mineralstoffgehalt ausgewählter Nahrungsmittel (pro 100 g verzehrfertiger Anteil)	Na (mg)	K (mg)	Ca (mg)	P (mg)	Mg (mg)	Fe (mg)
Korinthe, getrocknet	20	710	95	40	36	1,8
Litschi	3	182	8	30	10	0,4
Mandarine	2	210	33	19	11	0,4
Mango	7	190	10	13	18	0,4
Mirabelle	0,4	230	12	35	15	0,5
Nektarine	9	270	4	24	13	0,5
Olive, grün, mariniert	2250	49	96	17	19	1,7
- schwarz, griechische Art	3288	*	*	29	*	*
Papaya	3	200	23	15	40	0,4
Passionsfrucht (Maracuja)	28	250	16	54	39	1,1
Pfirsich	1	204	8	21	9	0,5
- in Dosen, Gesamtinhalt	3	130	4	13	5	0,3
Pflaume (Zwetschge)	2	221	14	18	10	0,4
- getrocknet (Dörrpflaume)	8	824	41	73	27	2,3
- im Glas, Gesamtinhalt	12	118	10	14	*	1,1
Preiselbeere	2	77	14	10	6	0,5
- in Dosen, ungezuckert	9	72	13	14	10	1,5
- in Dosen, gezuckert	16	69	11	8	10	2,7
Quitte	3	201	10	19	8	0,7
Rosine, getrocknet, kernlos	21	860	80	110	45	2,3
Sanddornbeere	4	135	40	9	30	0,44
- Saft	6	209	*	*	9	*
Stachelbeere	1	179	24	30	15	0,6
- in Dosen, Gesamtinhalt	1	98	11	9	*	0,3
Wassermelone	1	158	11	15	3	0,4
Weintrauben	3	183	15	20	9	0,5
- Traubensaft	3	132	12	12	9	0,4
Zitrone	3	144	19	16	28	0,6
- Saft	1	138	11	11	10	0,1

Zeichenerklärung: *) keine Daten +) in Spuren i. D.) im Durchschnitt

J (µg)	F (µg)	Mn (µg)	Cu (µg)	Zn (mg)	Se (µg)	
*	*	*	*	*	*	Korinthe, getrocknet
*	*	*	*	*	*	Litschi
1	10	40	90	0,08	17	Mandarine
2	*	25	120	*	*	Mango
*	*	*	*	*	*	Mirabelle
*	*	*	*	*	*	Nektarine
*	*	60	270	*	*	Olive, grün, mariniert
*	*	*	*	*	*	- schwarz, griechische Art
*	*	*	*	*	*	Papaya
*	*	*	*	*	*	Passionsfrucht (Maracuja)
1	20	110	50	0,02	+	Pfirsich
*	*	*	*	*	*	- in Dosen, Gesamtinhalt
1	2	80	95	0,07	+	Pflaume (Zwetschge)
1	*	380	400	*	*	- getrocknet (Dörrpflaume)
*	*	*	*	*	*	- im Glas, Gesamtinhalt
5	*	1000	260	0,25	*	Preiselbeere
*	*	*	*	*	*	- in Dosen, ungezuckert
*	*	*	*	*	*	- in Dosen, gezuckert
*	6	40	130	*	*	Quitte
*	*	*	*	*	*	Rosine, getrocknet, kernlos
*	*	*	*	*	*	Sanddornbeere
*	*	*	*	*	*	- Saft
+	11	40	95	0,1	*	Stachelbeere
*	*	*	*	*	*	- in Dosen, Gesamtinhalt
1	11	110	70	0,1	*	Wassermelone
*	*	*		*	*	Weintrauben
*	*	*	*	*	*	- Traubensaft
1	10	30	350	0,12	1 bis12	Zitrone
*	*	*	*	*	*	- Saft

Vitamintabellen

Auflistung ausgewählter Lebensmittel (pro 100 Gramm verzehrfertiger Anteil) mit Angaben über Gehalte in Milligram (mg) bzw. Mikrogramm (µg) von

- Vitaminen A, D, E, K, B_1, B_2, B_6, B_{12}, C
- Niacin, Pantothen- und Folsäure, Biotin

Vitamingehalt ausgewählter Nahrungsmittel (pro 100 g verzehrfertiger Anteil)	A (µg)	D (µg)	E (mg)	K (µg)	B_1 (mg)	B_2 (mg)	Niacin (mg)
MILCH UND KÄSE							
1. Milch							
Kuhmilch (H), 3,5 % Fett	31	+	0,1	*	0,04	0,18	0,1
- H-Milch, fettarm	13	+	+	*	0,04	0,18	0,1
- H-Milch, entrahmt	2	+	+	*	0,04	0,19	0,1
- Rohmilch, Vorzugsmilch	33	+	0,1	*	0,04	0,18	0,1
- Trinkmilch, 3,5 % Fett	31	+	0,1	*	0,04	0,18	0,1
- Trinkmilch, fettarm	13	+	+	*	0,04	0,18	0,1
- Trinkmilch, entrahmt	1	+	*	*	0,04	0,19	0,1
Ziegenmilch	73	+	*	*	0,05	0,15	0,3
2. Milchprodukte							
Buttermilch	9	+	+	*	0,03	0,16	0,1
Joghurt, 3,5 % Fett	31	+	+	*	0,03	0,18	0,1
- fettarm	13	+	+	*	0,03	0,18	0,1
- mager	1	+	+	*	0,03	0,19	0,1
Kefir, 3,5 % Fett	31	+	0,1	*	0,03	0,18	0,1
Kondensmilch, 4 % Fett	29	+	0,1	*	0,1	0,51	0,3
- 7 % Fett	53	+	0,2	*	0,07	0,37	0,2
- 10 % Fett	72	+	0,2	*	0,09	0,48	0,3
Molke, süß	3	+	+	*	0,04	0,15	0,2
Sahne, 10 % Fett	74	+	0,3	*	0,03	0,16	0,1
- Schlagsahne, 30 % Fett	275	+	0,8	*	0,03	0,15	0,1
- Crème double, 42 % Fett	470	0,86	1,3	*	0,03	0,13	0,09
Sahne, sauer, 10 % Fett	0,11	0,20	0,3	*	0,04	0,19	0,11
Vollmilchpulver	253	*	*	*	0,27	1,40	0,7
Magermilchpulver	12	*	+	*	0,34	2,18	1,1
3. Käse							
Frischkäse							
- Rahm-, 50 % F.i.Tr.	*	0,41	0,61	*	0,02	0,25	0,08

B_6 (mg)	Pantothensäure (mg)	Folsäure (mg)	Biotin (mg)	B_{12} (µg)	C (mg)	
						MILCH UND KÄSE
						1. Milch
0,05	0,36	0,045	3,5	0,4	1	Kuhmilch (H), 3,5 % Fett
0,05	0,37	0,045	3,5	0,4	1	- H-Milch, fettarm
0,05	*	*	*	*	1	- H-Milch, entrahmt
0,05	*	*	*	0,4	2	- Rohmilch, Vorzugsmilch
0,05	0,36	0,045	3,5	0,4	1	- Trinkmilch, 3,5 % Fett
0,05	0,37	0,045	3,5	*	1	- Trinkmilch, fettarm
0,05	*	*	*	*	1	- Trinkmilch, entrahmt
0,03	*	*	*	*	2	Ziegenmilch
						2. Milchprodukte
0,04	0,35	0,009	3,4	0,2	1	Buttermilch
0,05	0,36	0,01	3,5	0,5	1	Joghurt, 3,5 % Fett
0,05	0,37	0,01	3,6	0,5	1	- fettarm
0,05	0,37	0,01	3,6	0,5	1	- mager
0,05	0,36	0,005	3,5	0,5	1	Kefir, 3,5 % Fett
0,08	*	*	*	*	3	Kondensmilch, 4 % Fett
0,06	*	*	*	*	2	- 7 % Fett
0,08	*	*	*	*	3	- 10 % Fett
0,04	*	*	*	*	1	Molke, süß
0,04	0,42	0,012	4,0	0,5	1	Sahne, 10 % Fett
0,04	0,34	0,01	3,3	0,4	1	- Schlagsahne, 30 % Fett
0,03	0,30	+	2,9	0,3	1	- Crème double, 42 % Fett
0,04	0,42	12	4,0	*	1	Sahne, sauer, 10 % Fett
0,20	*	*	*	*	11	Vollmilchpulver
0,28	*	*	*	*	2	Magermilchpulver
						3. Käse
						Frischkäse
0,05	0,6	0,025	5,9	0,7	0	- Rahm-, 50 % F.i.Tr.

Vitamingehalt ausgewählter Nahrungsmittel (pro 100 g verzehrfertiger Anteil)	A (µg)	D (µg)	E (mg)	K (µg)	B_1 (mg)	B_2 (mg)	Niacin (m
- Doppelrahm-, 60 % F.i.Tr.	310	0,56	0,84	*	0,02	0,21	0,07
- Doppelrahm-, 70 % F.i.Tr.	340	0,62	0,93	*	0,02	0,21	0,07
Feta, 45 % F.i.Tr.	210	0,38	0,56	*	0,04	0,03	0,20
Körniger Frischkäse	60	0,10	0,15	*	0,03	0,24	0,10
Mozzarella, 45 % F.i.Tr.	220	0,40	0,59	*	0,04	0,35	0,30
Speisequark, 40 % F.i.Tr.	110	0,21	0,31	*	0,03	0,27	0,10
Speisequark, 20 % F.i.Tr.	50	0,09	0,13	*	0,03	0,29	0,10
Speisequark, mager	0	0	0	*	0,03	0,30	0,10
Gereifte Käsesorten							
Bavaria blu, 70 % F.i.Tr.	190	0,08	1,2	*	0,06	0,45	1,3
Camembert, 60 % F.i.Tr.	370	0,66	1,0	*	0,04	0,40	1,2
- 50 % F.i.Tr.	280	0,51	0,77	*	0.04	0,52	1,2
- 45 % F.i.Tr.	240	0,44	0,65	*	0,04	0,52	1,2
- 30 % F.i.Tr.	140	0,26	0,38	*	0,04	0,56	1,2
Edamer, 45 % F.i.Tr.	280	0,51	0,76	*	0,04	0,30	0,1
- 30 % F.i.Tr.	180	0,32	0,50	*	0,04	0,35	0,1
Emmentaler, 45 % F.i.Tr.	330	0,60	0,90	*	0,04	0,32	0,1
Gouda, 48 % F.i.Tr.	310	0,56	0,84	*	0,04	0,30	0,1
- deutscher, 40 % F.i.Tr.	250	0,45	0,67	*	0,04	0,30	0,1
Harzer, Mainzer Handkäse	10	0,01	0,02	*	0,03	0,35	0,7
Leerdamer, 45 % F.i.Tr.	300	0,55	0,83	*	0,04	0,35	0,1
Parmesan, 32 % F.i.Tr.	250	0,45	0,68	*	0,03	0,50	0,2
Raclette, 48 % F.i.Tr.	310	0,56	0,84	*	0,04	0,30	0,1
Schmelzkäse, 45 % F.i.Tr.	260	0,48	0,72	*	0,03	0,38	0,2
Tilsiter, 45 % F.i.Tr.	280	0,51	0,76	*	0,04	0,35	0,1
- 30 % F.i.Tr.	180	0,32	0,48	*	0,05	0,40	0,1
Westberg, 45 % F.i.Tr.	300	0,55	0,83	*	0,04	0,35	0,1
Ziegenkäse, 45 % F.i.Tr. (Chabichou)	250	1,4	0,60	*	0,05	0,50	3,5

B_6 (mg)	Pantothensäure (mg)	Folsäure (mg)	Biotin (mg)	B_{12} (µg)	C (mg)	
0,06	0,48	0,021	4,6	0,63	0	- Doppelrahm-, 60 % F.i.Tr.
0,04	0,47	0,021	4,6	0,62	0	- Doppelrahm-, 70 % F.i.Tr.
0,10	0,50	0,030	2,4	1,5	0	Feta, 45 % F.i.Tr.
0,06	0,57	0,015	6,4	1,0	0	Körniger Frischkäse
0,10	0,40	0,030	2,2	2,0	0	Mozzarella, 45 % F.i.Tr.
0,06	0,61	0,027	6,0	0,10	0	Speisequark, 40 % F.i.Tr.
0,06	0,68	0,030	6,4	1,0	0	Speisequark, 20 % F.i.Tr.
0,06	0,74	0,030	7,0	1,0	0	Speisequark, mager
						Gereifte Käsesorten
0,16	0,50	0,060	2,6	1,8	0	Bavaria blu, 70 % F.i.Tr.
0,12	0,32	0,060	4,8	1,8	0	Camembert, 60 % F.i.Tr.
0,15	0,40	0,080	6,0	1,8	0	- 50 % F.i.Tr.
0,15	0,40	0,080	6,0	1,8	0	- 45 % F.i.Tr.
0,15	0,43	0,087	6,5	2,0	0	- 30 % F.i.Tr.
0,07	0,40	0,033	1,5	1,9	0	Edamer, 45 % F.i.Tr.
0,07	0,40	0,040	1,7	2,2	0	- 30 % F.i.Tr.
0,11	0,04	0,020	3,0	2,7	0	Emmentaler, 45 % F.i.Tr.
0,06	0,04	0,033	1,5	1,9	0	Gouda, 48 % F.i.Tr.
0,07	0,40	0,036	1,5	1,9	0	- deutscher, 40 % F.i.Tr.
0,03	0,60	0,003	1,4	2,0	0	Harzer, Mainzer Handkäse
0,06	0,40	0,030	2,0	2,0	0	Leerdamer, 45 % F.i.Tr.
0,10	1,2	0,007	2,8	2,0	0	Parmesan, 32 % F.i.Tr.
0,06	0,40	0,033	1,5	2,0	0	Raclette, 48 % F.i.Tr.
0,07	1,0	0,018	4,0	2,0	0	Schmelzkäse, 45 % F.i.Tr.
0,06	0,50	0,030	2,0	2,0	0	Tilsiter, 45 % F.i.Tr.
0,06	0,55	0,034	2,3	2,3	0	- 30 % F.i.Tr.
0,06	0,40	0,030	2,0	2,3	0	Westberg, 45 % F.i.Tr.
0,20	1,2	0,008	10,0	2,8	0	Ziegenkäse, 45 % F.i.Tr. (Chabichou)

Vitamingehalt ausgewählter Nahrungsmittel (pro 100 g verzehrfertiger Anteil)	A (µg)	D (µg)	E (mg)	K (µg)	B1 (mg)	B2 (mg)	Niacin (m
EIER							
Hühnerei (Gew. Kl. M), 58 g	105	*	0,4	*	0,07	0,18	+
Hühnerei (Gew. Kl. S), 48 g	88	*	0,3	*	0,06	0,15	+
Eigelb, mittelgroß, 19 g	105	*	0,4	*	0,06	0,08	+
Eiklar, mittelgroß, 33 g	+	*	0	*	0.01	0,11	+
FETTE UND ÖLE							
1. Tierische Fette und Öle							
Butter	777	1,3	2,0	*	0,01	0,02	0,04
Butterschmalz	930	1,6	2,4	*	0	0	0
Lebertran	25500	*	3,3	*	*	0	0
Rindertalg	280	*	1,3	*	0	0	0
Schweineschmalz	0	*	1,0	*	0,01	0,11	+
2. Pflanzliche Fette und Öle							
Baumwollsaatöl	+	*	52,0	*	*	*	*
Erdnussöl	0	*	25,5	*	*	*	*
Erdnusspaste (Erdnussmus)	*	*	*	*	0,12	0,10	16,2
Kokosfett, gereinigt	+	*	0,6	*	0	0	0
Leinöl	*	*	5,2	*	*	*	*
Maiskeimöl	23	*	31,1	*	*	*	*
Margarine	608	*	13,6	*	*	*	+
Mayonnaise, 80 % Fett	84	*	15,0	*	0,02	0,04	+
Olivenöl	120	*	13,2	*	0	0	0
Palmöl	9400	*	24,5	*	*	*	*
Safloröl (Distelöl)	*	*	28,7	*	*	*	*
Sesamöl	*	*	28,3	*	*	*	*
Sojaöl	5,83	*	29,0	*	*	*	*
Sonnenblumenöl	4	*	50,0	*	*	*	*
Weizenkeimöl	*	*	59,4	*	*	*	*

B6 (mg)	Pantothen-säure (mg)	Folsäure (mg)	Biotin (mg)	B12 (µg)	C (mg)	
						EIER
0,06	*	*	*	*	+	Hühnerei (Gew. Kl. M), 58 g
0,05	*	*	*	*	0	Hühnerei (Gew. Kl. S), 48 g
0,06	*	*	*	*	0	Eigelb, mittelgroß, 19 g
+	*	*	*	*	+	Eiklar, mittelgroß, 33 g
						FETTE UND ÖLE
						1. Tierische Fette
0,01	0,05	0	0	0	0	Butter
0	0	0	0	0	0	Butterschmalz
0	*	*	*	*	*	Lebertran
0	*	*	*	*	*	Rindertalg
+	*	*	*	*	0	Schweineschmalz
						2. Pflanzl. Fette und Öle
*	*	*	*	*	*	Baumwollsaatö
*	*	*	*	*	*	Erdnussöl
*	*	*	*	*	*	Erdnusspaste (Erdnussmus)
*	*	*	*	*	*	Kokosfett, gereinigt
*	*	*	*	*	*	Leinöl
*	*	*	*	*	*	Maiskeimöl
*	*	*	*	*	+	Margarine
0,01	*	*	*	*	0	Mayonnaise, 80 % Fett
*	*	*	*	*	0	Olivenöl
*	*	*	*	*	*	Palmöl
*	*	*	*	*	*	Safloröl (Distelöl)
*	*	*	*	*	*	Sesamöl
*	*	*	*	*	*	Sojaöl
*	*	*	*	*	*	Sonnenblumenöl
*	*	*	*	*	*	Weizenkeimöl

Vitamingehalt ausgewählter Nahrungsmittel (pro 100 g verzehrfertiger Anteil)	A (µg)	D (µg)	E (mg)	K (µg)	B_1 (mg)	B_2 (mg)	Nia
FISCHE/MEERESFRÜCHTE							
1. Seefische							
Flunder	10	*	0,3	*	0,22	0,21	3,4
Heilbutt	32	5,0	0,9	*	0,08	0,07	5,9
Hering	38	31,0	1,5	*	0,04	0,22	3,8
- Filet	40	*	*	*	0,05	0,25	4,0
Kabeljau (Dorsch)	10	1,3	0,3	*	0,06	0,05	2,1
- Filet	*	*	*	*	0,05	0,05	2,0
Katfisch (Seewolf)	18	0,5	2,1	*	0,20	0,06	2,4
Makrele	100	1,0	1,6	*	0,14	0,35	7,7
Ostseehering	20	7,8	0,7	*	0,06	0,24	4,3
Rotbarsch (Goldbarsch)	12	2,3	1,3	*	0,11	0,08	2,5
Sardine	20	7,5	*	*	0,02	0,25	9,7
Schellfisch	17	*	0,4	*	0,05	0,17	3,1
Scholle	3	*	*	*	0,21	0,22	4,0
Seehecht	*	*	*	*	0,10	0,20	*
Seelachs (Köhler)	10	*	*	*	0,09	0,35	4,0
Seezunge	+	*	*	*	0,06	0,10	3,0
Steinbutt	+	*	*	*	0,02	0,15	3,0
Thunfisch	450	5,4	*	*	0,16	0,16	8,5
Tintenfisch	*	*	*	*	0,07	0,05	2,6
2. Süßwasserfische							
Aal (Flussaal)	980	13,0	*	*	0,18	0,32	2,6
Barsch (Flussbarsch)	7	*	1,1	*	0,08	0,12	1,7
Forelle (Bachforelle)	45	*	*	*	0,08	0,08	3,4
Hecht	15	*	0,7	*	0,09	0,06	1,6
Karpfen	44	*	0,5	*	0,07	0,05	1,9
Lachs	41	16,3	1,7	*	0,17	0,17	7,5
Schleie	1	*	*	*	0,08	0,18	4,0
Zander	*	*	*	*	0,16	0,25	2,3

B_6 (mg)	Pantothen-säure (mg)	Folsäure (mg)	Biotin (mg)	B_{12} (µg)	C (mg)	
						FISCHE/MEERESFRÜCHTE
						1. Seefische
0,25	*	*	*	1,0	*	Flunder
0,42	*	*	*	1,0	*	Heilbutt
0,45	0,94	*	*	8,5	+	Hering
*	*	*	*	*	+	- Filet
0,20	*	*	*	0,5	2	Kabeljau (Dorsch)
*	*	*	*	*	2	- Filet
*	*	*	*	*	*	Katfisch (Seewolf)
0,63	*	*	*	9,0	+	Makrele
*	9,3	*	*	*	*	Ostseehering
*	*	*	*	3,8	1	Rotbarsch (Goldbarsch)
0,97	*	*	*	*	*	Sardine
*	*	*	*	*	*	Schellfisch
0,22	1,2	*	*	1,45	2	Scholle
*	*	*	*	*	*	Seehecht
*	*	*	*	3,5	*	Seelachs (Köhler)
*	*	*	*	*	*	Seezunge
*	*	*	*	*	*	Steinbutt
0,46	*	*	*	4,25	*	Thunfisch
*	*	*	*	*	*	Tintenfisch
						2. Süßwasserfische
0,28	*	*	*	1,0	*	Aal (Flussaal)
*	*	*	*	*	*	Barsch (Flussbarsch)
*	*	*	*	*	*	Forelle (Bachforelle)
0,15	*	*	*	*	*	Hecht
0,15	*	*	*	*	1	Karpfen
0,98	*	*	*	2,9	1	Lachs
*	*	*	*	*	1	Schleie
*	*	*	*	*	1	Zander

Vitamingehalt ausgewählter Nahrungsmittel (pro 100 g verzehrfertiger Anteil)	A (µg)	D (µg)	E (mg)	K (µg)	B_1 (mg)	B_2 (mg)	Niacin (mg)
3. Meeresfrüchte							
Garnele, Speisekrabbe	2	*	*	*	0,05	0,03	2,4
Hummer	0	*	1,5	*	0,13	0,09	1,8
Languste	25	*	*	*	0,01	0,08	3,0
Miesmuschel (Pfahlmuschel)	54	*	0,8	*	0,16	0,22	1,6
4. Fischwaren							
Aal, geräuchert	970	89,1	*	*	0,19	0,37	3,5
Brathering	20	*	*	*	0,01	0,13	3,9
Bückling	28	29,7	1,2	*	0,04	0,25	4,3
Heilbutt, geräuchert	33	*	*	*	0,06	0,04	6,0
Hering, mariniert	36	12,9	*	*	0,05	0,21	*
Heringsfilet in Tomatensauce	240	*	3,6	*	0,06	0,18	2,6
Krabben (Shrimps) in Dosen	18	*	1,2	*	0,08	0,08	2,5
Krebsfleisch in Dosen	*	*	*	*	0,14	0,05	1,6
Lachs in Dosen	59	11,4	*	*	0,30	0,17	6,8
Makrele, geräuchert	60	*	1,6	*	0,14	0,35	10,0
Ölsardinen in Dosen	49	*	*	*	0,04	0,30	6,5
Salzhering	48	*	*	*	0,04	0,29	3,0
Schellfisch, geräuchert	+	*	*	*	0,05	0,10	2,5
Seelachs, geräuchert	9	*	*	*	0,03	0,20	2,0
Stockfisch (Kabeljau, getr.)	23	*	*	*	0,09	0,11	3,5
Thunfisch in Öl	370	*	*	*	0,05	0,06	10,8

FLEISCH, GEFLÜGEL, WILD

1. Schweinefleisch							
Muskelfleisch, ohne Fett	6	*	0,3	*	0,90	0,23	4,5
Bug (Schulter)	9	*	*	*	0,89	0,22	4,5
Filet	*	*	*	*	1,10	0,31	6,5
Kamm	*	*	0,6	*	0,92	0,18	3,9

B_6 (mg)	Pantothensäure (mg)	Folsäure (mg)	Biotin (mg)	B_{12} (µg)	C (mg)	
						3. Meeresfrüchte
0,13	*	*	*	*	2	Garnele, Speisekrabbe
1,18	*	*	*	*	5	Hummer
*	*	*	*	*	2	Languste
*	*	*	*	*	3	Miesmuschel (Pfahlmuschel)
						4. Fischwaren
0,16	*	*	*	*	*	Aal, geräuchert
*	*	*	*	*	*	Brathering
0,50	*	*	*	9,7	*	Bückling
*	*	*	*	*	*	Heilbutt, geräuchert
0,15	*	*	*	*	*	Hering, mariniert
*	*	*	*	5,9	*	Heringsfilet in Tomatensauce
0,35	*	*	*	*	*	Krabben (Shrimps) in Dosen
*	*	*	*	*	*	Krebsfleisch in Dosen
0,45	*	*	*	4,4	*	Lachs in Dosen
0,50	*	*	*	*	*	Makrele, geräuchert
0,22	*	*	*	*	*	Ölsardinen in Dosen
0,22	*	*	*	4,4	*	Salzhering
*	*	*	*	*	*	Schellfisch, geräuchert
*	*	*	*	*	*	Seelachs, geräuchert
0,20	*	*	*	*	*	Stockfisch (Kabeljau, getr.)
0,25	*	*	*	*	*	Thunfisch in Öl
						FLEISCH, GEFLÜGEL, WILD
						1. Schweinefleisch
0,50	*	*	*	*	*	Muskelfleisch, ohne Fett
*	*	*	*	*	*	Bug (Schulter)
*	*	*	*	*	*	Filet
*	*	*	*	*	*	Kamm

Vitamingehalt ausgewählter Nahrungsmittel (pro 100 g verzehrfertiger Anteil)	A (µg)	D (µg)	E (mg)	K (µg)	B_1 (mg)	B_2 (mg)	Niaci
Keule (Schlegel)	0	*	*	*	0,80	0,19	4,3
Kotelett	0	*	0,6	*	0,80	0,19	4,3
Schnitzel	*	*	0,7	*	0,80	0,19	4,3
Rückenspeck, frisch	0	*	*	*	0,10	0,02	0,5
Leber	39000	*	0,2	*	0,31	3,17	15,7
Niere	39	*	0,3	*	0,34	1,80	8,4
2. Rindfleisch							
Muskelfleisch, ohne Fett	20	*	0,05	*	0,23	0,26	7,5
Filet	*	*	*	*	0,10	0,13	4,6
Hochrippe (Rostbraten)	15	*	*	*	0,08	0,15	4,3
Kamm (Hals)	3	*	*	*	0,09	0,19	5,2
Lende (Roastbeef)	15	*	1,1	*	0,09	0,16	4,9
Leber	15300	1,7	0,7	*	0,30	2,90	13,6
Cornedbeef (deutsch)	0	*	*	*	0,03	0,10	3,1
Keule (Schlegel)	10	*	*	*	0,09	0,17	4,5
Luncheon meat	0	*	0,5	*	0,05	0,19	4,7
Rindfleisch in Dosen (i. D.)	21	*	*	*	0,02	0,15	4,6
Lunge	55	*	0,5	*	0,09	0,34	4,3
Niere	330	*	0,2	*	0,30	2,26	6,2
Zunge	0	*	*	*	0,14	0,29	4,6
3. Kalbfleisch							
Muskelfleisch, ohne Fett	+	*	*	*	0,14	0,27	6,3
Brust	+	*	*	*	0,14	0,24	6,1
Filet	+	*	*	*	0,15	0,30	6,5
Haxe	+	*	*	*	0,15	0,23	5,4
Keule (Schlegel)	+	*	*	*	0,15	0,27	6,6
Kotelett	+	*	0,6	*	0,14	0,26	6,5
Schnitzel	+	*	*	*	0,18	0,30	7,5
Bries	0	*	*	*	0,08	0,17	2,6

B6 (mg)	Pantothen-säure (mg)	Folsäure (mg)	Biotin (mg)	B12 (µg)	C (mg)	
0,39	*	*	*	*	*	Keule (Schlegel)
0,50	*	*	*	*	*	Kotelett
0,39	*	*	*	*	*	Schnitzel
*	*	*	*	*	*	Rückenspeck, frisch
0,59	*	*	27	39,0	*	Leber
0,55	*	*	30-130	15,0	*	Niere
						2. Rindfleisch
0,40	1,0	*	*	2,0	+	Muskelfleisch, ohne Fett
0,50	1,0	*	*	2,0	*	Filet
*	*	*	*	*	*	Hochrippe (Rostbraten)
*	*	*	*	*	*	Kamm (Hals)
*	*	*	*	*	*	Lende (Roastbeef)
0,71	7,3	62	*	*	31	Leber
*	*	*	*	*	*	Cornedbeef (deutsch)
*	*	*	*	2,2	*	Keule (Schlegel)
*	*	*	*	*	*	Luncheon meat
*	*	*	*	*	*	Rindfleisch in Dosen (i. D.)
0,07	*	*	+	3,3	*	Lunge
0,39	*	44	20-90	33,4	*	Niere
0,17	2,0	*	*	*	*	Zunge
						3. Kalbfleisch
0,40	*	*	*	*	*	Muskelfleisch, ohne Fett
*	*	*	*	*	1	Brust
*	*	*	*	*	1	Filet
*	*	*	*	*	*	Haxe
0,40	0,95	*	*	1,2	*	Keule (Schlegel)
0,40	*	*	*	*	+	Kotelett
*	*	*	*	*	+	Schnitzel
*	*	*	*	*	56	Bries

Vitamingehalt ausgewählter Nahrungsmittel (pro 100 g verzehrfertiger Anteil)	A (µg)	D (µg)	E (mg)	K (µg)	B_1 (mg)	B_2 (mg)	Niacin (mg)
Hirn	0	*	2,0	*	0,16	0,26	3,6
Leber	21900	*	0,2	*	0,28	2,61	15,0
Lunge	*	*	*	*	0,11	0,36	4,0
Niere	210	*	*	*	0,37	2,50	6,5
Zunge	0	*	*	*	0,15	0,29	3,7
4. Hammel-/Lammfleisch							
Muskelfleisch, ohne Fett	0	*	0.3	*	0,18	0,25	5,8
Brust	0	*	*	*	0,14	0,19	4,5
Filet	0	*	0.4	*	0,18	0,25	5,8
Keule (Schlegel)	0	*	0,5	*	0,16	0,22	5,2
Kotelett	0	*	0,4	*	0,13	0,18	4,3
Lende	0	*	*	*	0,16	0,23	4,3
Leber	9500	*	*	*	0,36	3,33	15,3
5. Geflügel							
Ente i. D.	*	*	*	*	0,30	0,20	3,5
Gans i. D.	65	*	*	*	0,12	0,26	6,4
Huhn, Brathuhn	10	*	0,1	*	0,08	0,16	6,8
- Brust	*	*	0,3	*	0,07	0,09	10,5
- Keule (Schlegel)	*	*	*	*	0,10	0,24	5,6
- Suppenhuhn	260	*	*	*	0,06	0,17	8,8
- Herz	9	*	1,2	*	0,43	1,24	6,0
- Leber	12800	2,0	0,4	*	0,32	2,49	11,6
Puter (ausgewachsen)	13	*	2,5	*	0,10	0,18	10,5
- Brust	*	*	0,9	*	0,05	0,08	11,3
- Keule	*	*	1,2	*	0,09	0,18	4,7
- Jungtiere i. D.	+	*	1,9	*	0,08	0,14	7,9

B_6 (mg)	Pantothensäure (mg)	Folsäure (mg)	Biotin (mg)	B_{12} (µg)	C (mg)	
0,16	2,50	*	*	5,7	*	Hirn
0,90	7,90	*	75	60,0	35	Leber
0,07	1,00	*	*	3,3	39	Lunge
0,50	4,00	*	80	25,0	13	Niere
0,13	*	*	*	*	*	Zunge
						4. Hammel-/Lammfleisch
*	*	*	*	*	0	Muskelfleisch, ohne Fett
*	*	*	*	*	0	Brust
*	*	*	*	*	0	Filet
0,29	*	*	*	3,0	0	Keule (Schlegel)
0,33	*	*	*	*	0	Kotelett
*	*	*	*	*	*	Lende
0,37	7,6	*	130	35,0	*	Leber 9500
						5. Geflügel
*	*	*	*	*	7	Ente i. D.
0,58	*	*	*	*	*	Gans i. D.
0,5	0,96	*	*	*	3	Huhn, Brathuhn
0,53	*	*	*	*	0	- Brust
0,25	0,84	*	*	*	0	- Keule (Schlegel)
*	*	*	*	*	*	- Suppenhuhn
*	*	*	*	*	6	- Herz
0,80	7,16	*	*	23,0	*	- Leber
*	1,1	*	*	*	*	Puter (ausgewachsen)
0,46	*	*	*	*	*	- Brust
*	1,13	*	*	*	*	- Keule
*	0,84	*	*	*	*	- Jungtiere i. D.

Vitamingehalt ausgewählter Nahrungsmittel (pro 100 g verzehrfertiger Anteil)	A (µg)	D (µg)	E (mg)	K (µg)	B_1 (mg)	B_2 (mg)	Niaci…
6. Wild							
Hase	0	*	0,5	*	0,09	0,06	8,1
Hirsch	*	*	*	*	*	0,25	*
Kaninchen	+	*	+	*	0,11	0,07	8,6
FLEISCH-/WURSTWAREN							
Bierschinken	0	*	0	*	0,31	0,18	3,8
Bratwurst (vom Schwein)	*	*	0,3	*	0,28	0,22	3,2
Cervelatwurst	0	*	*	*	0,10	0,20	4,0
Dosenwürstchen	*	*	0,2	*	0,03	0,08	3,0
Fleisch- und Leberkäse	*	*	*	*	0,05	0,15	2,4
Fleischwurst (Lyoner)	*	*	*	*	0.20	0,25	2,5
Frankfurter Würstchen	3	*	0,6	*	0,18	0,19	2,3
Gelbwurst (Hirnwurst)	*	*	*	*	*	0,12	2,3
Jagdwurst	0	*	0	*	0,11	0,12	4,2
Leberpastete	950	*	0,4	*	0,03	0,60	3,3
Leberwurst	1500	*	0,7	*	0,20	0,92	3,6
Leberwurst, grob	1500	*	0,7	*	0,20	0,92	3,6
Leberwurst, mager	1700	*	*	*	0,15	1,10	4,5
Rotwurst (Blutwurst)	3	*	*	*	0,07	0,13	1,2
Mortadella	0	*	*	*	0,10	0,15	3,1
Münchner Weißwurst	*	*	*	*	0,04	0,13	3,3
Salami	+	+	+	*	0,18	0,20	2,6
Schinken, gekocht	0	*	0	*	0,61	0,26	3,5
Schinken, roh, geräuchert	0	*	0	*	0,55	0,20	3,5
Speck, durchwachsen	0	*	0,4	*	0,43	0,14	2,3
Wiener Würstchen	*	*	*	*	0,10	0,12	3,1

B_6 (mg)	Pantothensäure (mg)	Folsäure (mg)	Biotin (mg)	B_{12} (µg)	C (mg)	
						6. Wild
*	*	*	*	*	*	Hase
*	*	*	*	*	*	Hirsch
*	*	*	*	*	*	Kaninchen
						FLEISCH-/WURSTWAREN
*	*	*	*	*	0	Bierschinken
*	*	*	*	*	*	Bratwurst (vom Schwein)
*	*	*	*	*	0	Cervelatwurst
*	*	*	*	*	*	Dosenwürstchen
*	*	*	*	*	*	Fleisch- und Leberkäse
*	*	*	*	*	*	Fleischwurst (Lyoner)
0,14	*	*	*	*	*	Frankfurter Würstchen
*	*	*	*	*	*	Gelbwurst (Hirnwurst)
*	*	*	*	*	*	Jagdwurst
*	*	*	*	*	*	Leberpastete
*	*	*	*	*	*	Leberwurst
*	*	*	*	*	*	Leberwurst, grob
*	*	*	*	*	*	Leberwurst, mager
*	*	*	*	*	*	Rotwurst (Blutwurst)
*	*	*	*	*	*	Mortadella
*	*	*	*	*	*	Münchner Weißwurst
*	*	*	*	*	*	Salami
0,36	*	*	*	*	*	Schinken, gekocht
0,40	*	*	*	*	*	Schinken, roh, geräuchert
0,35	*	*	*	*	*	Speck, durchwachsen
*	*	*	*	*	*	Wiener Würstchen

Vitamingehalt ausgewählter Nahrungsmittel (pro 100 g verzehrfertiger Anteil)	A (µg)	D (µg)	E (mg)	K (µg)	B_1 (mg)	B_2 (mg)	Niacin (mg)
GETREIDE/-ERZEUGNISSE							
1. Getreide/Mahlprodukte							
Amaranth	*	*	*	*	0,80	0,19	1,1
Buchweizen, Korn, geschält	0	*	1,3	*	0,26	0,15	2,9
- Vollmehl	0	*	2,1	*	0,58	0,15	2,9
Gerste, Korn	0	*	0,6	*	0,43	0,18	4,8
- Perlgraupen	0	*	0,2	*	0,10	0,08	3,1
Hafer, Korn	*	*	1,0	*	0,52	0,17	2,4
- Flocken (Vollkorn-)	*	*	1,0	*	0,56	0,15	1,0
- Flocken, Instant	*	*	1,1	*	0,56	0,15	1,0
Hirse, Korn	0	*	0,4	*	0,26	0,14	1,8
Mais, Korn	185	*	2,2	*	0,36	0,20	1,5
- Vollmehl	50	*	*	*	0,37	0,11	2,0
- Popcorn	*	*	2,9	*	0,30	0,12	1,2
- Grieß (Polenta)	120	*	0,7	*	0,15	0,05	0,5
- Stärke	0	*	0	*	+	0,01	0,03
Reis, Korn, unpoliert	0	*	0,74	*	0,41	0,09	5,2
- poliert	0	*	0,4	*	0,06	0,03	1,3
Roggen, Korn	60	*	2,0	*	0,35	0,17	1,8
- Flocken	2	*	1,8	*	0,35	0,20	1,8
- Mehl, Type 815	41	*	0,5	*	0,18	0,09	0,6
- Mehl, Type 997	41	*	1,3	*	0,19	0,11	0,8
- Mehl, Type 1150	41	*	1,6	*	0,22	0,11	1,1
- Vollkornmehl, Type 1800	59	*	1,8	*	0,30	0,14	1,9
- Keime	340	*	12,7	*	1,00	0,84	2,3
Weizen, Korn	33	*	1,6	*	0,46	0,11	5,1
- Grieß	*	*	0,8	*	0,12	0,04	1,3
- Mehl, Type 405	+	*	0,3	*	0,06	0,03	0,7
- Mehl, Type 550	+	*	0,3	*	0,11	0,08	0,5
- Mehl, Type 1050	+	*	1,4	*	0,43	0,07	1,4
- Vollkornmehl, Type 1700	+	*	2,1	*	0,47	0,17	4,8

B_6 (mg)	Pantothensäure (mg)	Folsäure (mg)	Biotin (mg)	B_{12} (µg)	C (mg)	
						GETREIDE/-ERZEUGNISSE
						1. Getreide/Mahlprodukte
*	*	*	*	*	*	Amaranth
0,58	*	*	*	*	0	Buchweizen, Korn, geschält
0,58	*	*	*	*	0	- Vollmehl
0,56	*	*	*	*	0	Gerste, Korn
0,22	*	*	*	*	0	- Perlgraupen
0,96	*	*	*	*	+	Hafer, Korn
0,16	*	*	*	*	0	- Flocken (Vollkorn-)
0,16	*	*	*	*	0	- Flocken, Instant
0,52	*	*	*	*	0	Hirse, Korn
0,40	*	*	*	*	0	Mais, Korn
*	*	*	*	*	0	- Vollmehl
*	*	*	*	*	0	- Popcorn
*	*	*	*	*	0	- Grieß (Polenta)
+	*	*	*	*	0	- Stärke
0,28	*	*	*	*	0	Reis, Korn, unpoliert
0,15	*	*	*	*	0	- poliert
0,29	*	*	*	*	0	Roggen, Korn
0,30	*	*	*	*	0	- Flocken
0,11	*	*	*	*	0	- Mehl, Type 815
*	*	*	*	*	0	- Mehl, Type 997
*	*	*	*	*	0	- Mehl, Type 1150
0,30	*	*	*	*	0	- Vollkornmehl, Type 1800
1,80	*	*	*	*	0	- Keime
0,27	*	*	*	*	0	Weizen, Korn
0,09	*	*	*	*	0	- Grieß
0,18	*	*	*	*	0	- Mehl, Type 405
0,10	*	*	*	*	0	- Mehl, Type 550
0,24	*	*	*	*	0	- Mehl, Type 1050
0,46	*	*	*	*	0	- Vollkornmehl, Type 1700

Vitamingehalt ausgewählter Nahrungsmittel (pro 100 g verzehrfertiger Anteil)	A (µg)	D (µg)	E (mg)	K (µg)	B_1 (mg)	B_2 (mg)	Niaci
- Keime, getrocknet	10	*	24,7	*	2,00	0,72	4,5
- Speisekleie	+	*	2,7	*	0,65	0,51	17,7
- Stärke	0	*	0	*	0	0	0,01
Quinoa	*	*	*	*	0,17	*	0,5
2. Brot und Backwaren							
Brote							
Roggenbrot	0	*	*	*	0,18	0,12	0,9
Roggenmischbrot	0	*	*	*	0,18	0,08	1,0
Roggenvollkornbrot	80	*	1,2	*	0,18	0,15	0,6
Weizenbrot	*	*	0,6	*	0,09	0,06	1,0
Weizenmischbrot	0	*	*	*	0,14	0,07	1,2
Weizenvollkornbrot	*	*	0,3	*	0,23	0,15	2,5
Weizenbrötchen (Semmel)	0	*	*	*	0,10	0,03	1,0
Weizentoastbrot	*	*	*	*	0,08	0,05	1,0
Knäckebrot	0	*	13,3	*	0,20	0,18	1,1
Pumpernickel	*	*	*	*	0,05	0,08	1,2
Steinmetzbrot	5	*	0,8	*	0,20	0,08	3,5
Fein-/Dauerbackwaren							
Mandelmakronen	4	*	*	*	0,08	0,39	1,3
Salzstangen- und brezel	*	*	*	*	0,01	0,04	0,7
3. Frühstücksflocken							
Kleieflocken, gezuckert	1400	*	*	*	1,16	1,00	7,0
Cornflakes	28,2	*	0,02	*	0.06	*	1,4
Müslimischung, trocken	27	*	*	*	0,25	0,15	*
Früchtemüsli, trocken	38	*	1,2	*	0,53	0,12	0,12
Schokomüsli, trocken	26	*	2,3	*	0,41	0,14	0,12

B6 (mg)	Pantothensäure (mg)	Folsäure (mg)	Biotin (mg)	B12 (µg)	C (mg)	
4,0	*	*	*	*	0	- Keime, getrocknet
0,73	*	*	*	*	0	- Speisekleie
*	*	*	*	*	0	- Stärke
*	*	*	*	*	*	Quinoa
						2. Brot und Backwaren
						Brote
0,20	*	*	*	*	0	Roggenbrot
0,12	*	0,093	*	*	0	Roggenmischbrot
0,30	*	0,136	*	*	7	Roggenvollkornbrot
0,02	0,69	*	*	*	0	Weizenbrot
0,09	*	*	*	*	0	Weizenmischbrot
0,24	0,79	0,067	*	*	0	Weizenvollkornbrot
0,04	*	0,410	*	*	0	Weizenbrötchen (Semmel)
0,11	*	*	*	*	0	Weizentoastbrot
0,30	*	0,960	*	*	0	Knäckebrot
0,10	*	*	*	*	0	Pumpernickel
0,30	*	*	*	*	0	Steinmetzbrot
						Fein-/Dauerbackwaren
0,03	*	*	*	*	*	Mandelmakronen
*	*	*	*	*	0	Salzstangen- und brezel
						3. Frühstücksflocken
*	*	*	*	*	*	Kleieflocken, gezuckert
+	*	*	*	*	*	Cornflakes
0,17	*	*	*	*	+	Müslimischung, trocken
0,22	*	*	*	*	+	Früchtemüsli, trocken
0,12	*	*	*	*	+	Schokomüsli, trocken

Vitamingehalt ausgewählter Nahrungsmittel (pro 100 g verzehrfertiger Anteil)	A (µg)	D (µg)	E (mg)	K (µg)	B_1 (mg)	B_2 (mg)	Niacin (m
4. Teigwaren							
Eiernudeln, roh	60	*	0,04	*	0,20	0,10	2,0
Spaghetti, eifrei	0	*	*	*	0,09	0,06	2,0
5. Verschiedenes							
Bierhefe (getrocknet)	+	*	*	*	14,00	4,00	4,0
Bäckerhefe, frisch	+	*	*	*	1,30	2,00	17,4
HÜLSENFRÜCHTE							
Alfalfasprossen, frisch	0	*	*	*	0,08	0,13	*
Bohnenkerne, weiß	67	*	0,05	*	0,50	0,20	2,1
Bohnensprossen, frisch	0	*	*	*	0,15	0,07	*
Erbsen	13	*	*	*	0,76	0,27	2,8
Kichererbsen	30	*	*	*	0,50	0,20	1,5
Kichererbsensprossen, frisch	20	*	*	*	0,23	0,15	*
Limabohnen	*	*	*	*	0,45	0,13	2,5
Linsen	17	*	*	*	0,45	0,26	2,2
Sojabohnen	63	*	1,5	*	1,00	0,50	2,5
Sojafleisch, trocken	6	*	13,0	*	1,10	0,30	2,5
Sojakäse (Tofu)	*	*	*	*	0,08	0,05	0,2
Sojamehl, vollfett	14	*	1,5	*	0,77	0,28	2,2
Sojamilch	*	*	*	*	0,08	0,03	0,2
Sojasprossen, frisch	4	*	0,1	*	0,20	0,12	1,2
SAMEN, KERNE, NÜSSE							
Cashewkern	30	*	1,6	*	0,63	0,25	1,8
Erdnuss	+	*	10,3	*	0,90	0,15	15,3
- geröstet	+	*	10,0	*	0,25	0,14	14,3
- Butter	*	*	8,6	*	0,13	0,13	15,0

B6 (mg)	Pantothensäure (mg)	Folsäure (mg)	Biotin (mg)	B12 (µg)	C (mg)	
						4. Teigwaren
0,06	*	*	*	*	0	Eiernudeln, roh
*	*	*	*	*	*	Spaghetti, eifrei
						5. Verschiedenes
4,4	*	*	*	*	+	Bierhefe (getrocknet)
0,81	*	*	*	*	+	Bäckerhefe, frisch
						HÜLSENFRÜCHTE
0,03	*	*	*	*	8	Alfalfasprossen, frisch
0,41	*	0,128	*	*	2	Bohnenkerne, weiß
0,10	*	*	*	*	20	Bohnensprossen, frisch
0,12	2,1	0,057	18,7	*	1	Erbsen
0,54	*	*	*	*	4	Kichererbsen
0,27	*	*	*	*	10	Kichererbsensprossen, frisch
*	*	*	*	*	0	Limabohnen
0,60	*	0,103	*	*	*	Linsen
1,0	1,92	*	60,0	*	0	Sojabohnen
*	*	*	*	*	0	Sojafleisch, trocken
0,05	*	*	*	*	0	Sojakäse (Tofu)
0,51	*	*	*	*	0	Sojamehl, vollfett
*	*	*	*	*	0	Sojamilch
*	*	*	*	*	7	Sojasprossen, frisch
						SAMEN, KERNE, NÜSSE
*	*	*	*	*	*	Cashewkern
0,44	*	*	*	*	0	Erdnuss
0,44	*	*	*	*	0	- geröstet
*	*	*	*	*	*	- Butter

Vitamingehalt ausgewählter Nahrungsmittel (pro 100 g verzehrfertiger Anteil)	A (µg)	D (µg)	E (mg)	K (µg)	B_1 (mg)	B_2 (mg)	Niacin (m
Haselnusskern	4	*	26,6	*	0,40	0,20	1,4
Kastanie (Marone)	4	*	2,3	*	0,23	0,22	0,9
Kokosnuss (Fruchtmark)	*	*	0,8	*	0,05	0,02	0,4
Kokosraspel	*	*	0,06	*	0,04	0,60	*
Leinsamen, ungeschält	*	*	57,0	*	0,17	0,16	1,4
Macadamianuss	*	*	*	*	0,28	0,12	1,5
Mandelkern	23	*	25,2	*	0,22	0,60	4,1
Mohnsamen	*	*	4,0	*	0,86	0,17	1,0
Paranuss	3	*	9,3	*	1,00	0,04	0,2
Pecannuss	13,3	*	3,1	*	0,86	0,13	2,0
Pinienkern	8	*	*	*	1,30	0,23	4,5
Pistazienkern	70	*	*	*	0,65	0,20	1,5
Sesamsamen	6	*	5,7	*	1,00	0,25	5,0
Sonnenblumenkern, geschält	*	*	21,8	*	1,90	0,14	4,1
Walnusskern	10	*	12,3	*	0,35	0,10	1,0
GEMÜSE UND KRÄUTER							
Artischocke, roh	4	*	0,2	*	0,14	0,01	0,9
Aubergine	7,2	*	0,10	*	0,04	0,04	0,6
Bambussprossen, roh	2	*	0,03	*	0,13	0,08	0,6
Blattsellerie, roh	*	*	*	*	0,03	0,04	0,3
Bleichsellerie, roh	483	*	*	*	0,05	0,08	0,6
Blumenkohl, roh	2,1	*	0,1	*	0,10	0,11	0,6
- tiefgefroren	14	*	*	*	0,06	0,06	0,6
Bohnen, grün, roh	60	*	0,1	*	0,08	0,11	0,5
- in Dosen, Gesamtinhalt	33	*	0,05	*	0,07	0,04	0,3
Brennessel	800	*	*	*	*	*	*
Brokkoli, roh	143	*	0,5	205	0,10	0,20	1,1
Brunnenkresse	691	*	*	250	0,09	0,20	0,07
Chicorée, roh	572	*	*	*	0,05	0,03	0,2

B_6 (mg)	Pantothen-säure (mg)	Folsäure (mg)	Biotin (mg)	B_{12} (µg)	C (mg)	
0,31	*	*	*	*	3	Haselnusskern
0,35	*	*	*	*	27	Kastanie (Marone)
0,06	*	*	*	*	2	Kokosnuss (Fruchtmark)
*	*	*	*	*	*	Kokosraspel
*	*	*	*	*	*	Leinsamen, ungeschält
*	*	*	*	*	*	Macadamianuss
0,16	*	*	*	*	0	Mandelkern
0,44	*	*	*	*	*	Mohnsamen
0,11	*	*	*	*	2	Paranuss
*	*	*	*	*	*	Pecannuss
*	*	*	*	*	*	Pinienkern
*	*	*	*	*	7	Pistazienkern
*	*	*	*	*	*	Sesamsamen
0,6	*	*	*	*	*	Sonnenblumenkern, geschält
0,87	*	*	*	*	3	Walnusskern
						GEMÜSE UND KRÄUTER
*	*	*	*	0	8	Artischocke, roh
0,08	*	*	*	0	5	Aubergine
*	*	*	*	0	6	Bambussprossen, roh
*	*	*	*	0	7	Blattsellerie, roh
0,09	*	*	*	0	7	Bleichsellerie, roh
*	1,01	125	*	0	69	Blumenkohl, roh
*	*	*	*	0	46	- tiefgefroren
0,28	*	*	*	0	19	Bohnen, grün, roh
0,03	*	*	*	0	4	- in Dosen, Gesamtinhalt
*	*	*	*	0	200	Brennessel
0,17	1,29	111	*	0	110	Brokkoli, roh
*	*	*	*	0	51	Brunnenkresse
0,05	*	50	*	0	10	Chicorée, roh

Vitamingehalt ausgewählter Nahrungsmittel (pro 100 g verzehrfertiger Anteil)	A (µg)	D (µg)	E (mg)	K (µg)	B_1 (mg)	B_2 (mg)	Niacin (m…
Chinakohl	71	*	*	*	0,03	0,04	0,4
Endivien, roh	280	*	*	*	0,06	0,10	0,4
Erbsen, grün, roh	50	*	*	36	0,32	0,15	2,5
- in Dosen, Gesamtinhalt	43	*	*	*	0,10	0,06	0,9
Feldsalat, roh	650	*	0,6	*	0,07	0,08	0,4
Fenchel, roh	783	*	*	*	0,23	0,11	0,2
Gartenkresse, roh	365	*	0,7	*	0,15	0,19	1,8
Grüner Pfeffer, roh	200	*	0,8	*	0,01	0,03	0,7
Grünkohl, roh	861	*	1,7	817	0,10	0,20	2,1
Gurken, roh	65	*	0,1	19	0,02	0,03	0,2
- Salz-Dill-Gurken	*	*	*	*	0,01	0,02	*
Kartoffel, roh	1	*	0,1	*	0,10	0,05	1,2
- Chips	10	*	*	*	0,22	0,10	3,4
- gekocht, mit Schale	2	*	*	*	0,10	0,05	1,0
Knoblauch, roh	*	*	0,01	*	0,20	0,08	0,6
Knollensellerie, roh	3	*	0,5	*	0,04	0,07	0,9
Kohlrabi, roh	33	*	*	*	0,05	0,05	1,0
Kohlrübe, roh	17	*	*	*	0,07	0,07	0,9
Kopfsalat, roh	240	*	0,6	61	0,06	0,08	0,3
Kürbis, roh	127	*	1,1	*	0,05	0,07	0,5
Löwenzahn, roh	1300	*	2,5	*	0,20	0,17	0,8
Mangold, roh	588	*	*	*	0,09	0,16	0,6
Meerrettich, roh	4	*	*	*	0,14	0,11	0,6
Möhren (Karotten), roh	1600	*	0,6	5	0,07	0,05	0,6
- in Dosen, Gesamtinhalt	*	*	*	*	0,02	0,02	0,3
Paprikaschote, roh	180	*	2,5	*	0,07	0,05	0,4
Pastinake, roh	4	*	1	*	0,08	0,13	0,9
Petersilie, roh	+	*	3,7	*	0,14	0,30	1,4
Petersilienwurzel, roh	5	*	*	*	0,10	0,10	2,0
Porrée, Blätter, roh	167	*	0,5	*	0,09	0,07	0,5
- Zwiebel, roh	*	*	2,0	*	0,10	0,06	0,5

B6 (mg)	Pantothen-säure (mg)	Folsäure (mg)	Biotin (mg)	B12 (µg)	C (mg)	
0,12	*	75	*	0	26	Chinakohl
*	*	109	*	0	10	Endivien, roh
*	0,72	159	*	0	25	Erbsen, grün, roh
0,05	*	*	*	0	9	- in Dosen, Gesamtinhalt
0,25	*	145	*	0	35	Feldsalat, roh
0,10	*	*	*	0	93	Fenchel, roh
2,17	*	*	*	0	69	Gartenkresse, roh
*	*	*	*	0	100	Grüner Pfeffer, roh
0,25	*	212	*	0	105	Grünkohl, roh
0,04	*	27	*	0	8	Gurken, roh
*	*	*	*	*	2	- Salz-Dill-Gurken
0,30	*	*	*	0	17	Kartoffel, roh
*	*	*	*	*	8	- Chips
0,20	*	*	*	0	14	- gekocht, mit Schale
*	*	*	*	0	14	Knoblauch, roh
0,20	*	76	*	0	8	Knollensellerie, roh
0,07	*	70	*	0	63	Kohlrabi, roh
0,20	*	*	*	0	33	Kohlrübe, roh
0,06	*	75	*	0	13	Kopfsalat, roh
0,10	*	*	*	0	12	Kürbis, roh
*	*	*	*	0	33	Löwenzahn, roh
*	*	*	*	0	39	Mangold, roh
0,20	*	*	*	0	114	Meerrettich, roh
0,30	*	55	*	0	7	Möhren (Karotten), roh
0,02	*	*	*	0	3	- in Dosen, Gesamtinhalt
0,27	*	60	*	0	140	Paprikaschote, roh
0,10	*	*	*	0	18	Pastinake, roh
0,20	*	*	*	0	166	Petersilie, roh
0,23	*	*	*	0	41	Petersilienwurzel, roh
0,26	*	103	*	0	26	Porrée, Blätter, roh
0,25	*	*	*	0	30	- Zwiebel, roh

Vitamingehalt ausgewählter Nahrungsmittel (pro 100 g verzehrfertiger Anteil)	A (µg)	D (µg)	E (mg)	K (µg)	B_1 (mg)	B_2 (mg)	Niacin (m…
Portulak, roh	177	*	*	*	0,03	0,10	0,5
Radieschen, roh	4	*	*	*	0,04	0,04	0,2
Rettich, roh	2	*	*	*	0,03	0,03	0,4
Rhabarber, roh	12	*	0,2	*	0,02	0,03	0,2
Rosenkohl, roh	75	*	0,6	*	0,10	0,16	0,7
Rote Bete, roh	2	*	0,05	*	0,03	0,04	0,2
Rotkohl, roh	2,5	*	1,7	44	0,07	0,05	0,4
Sauerampfer, roh	583	*	*	*	*	*	*
Sauerkraut, roh, abgetropft	3	*	*	*	0,03	0,05	0,2
Schnittlauch, roh	50	*	0,44	*	0,14	0,15	0,6
Schwarzwurzel, roh	3	*	6,0	*	0,11	0,03	0,3
Spargel, roh	87	*	2,1	*	0,11	0,11	1,0
- in Dosen, Gesamtinhalt	50	*	*	*	0,06	0,08	0,8
Spinat, roh	781	*	1,4	400	0,10	0,20	0,6
- Saft	*	*	*	*	0,01	0,08	0,2
- tiefgefroren	500	*	*	*	0,09	0,16	0,5
Süßkartoffel (Batate), roh	1000	*	*	*	0,06	0,05	0,6
Tomaten, roh	84	*	0,8	6	0,06	0,04	0,5
- in Dosen	102	*	*	*	0,06	0,03	0,7
- Mark, gesalzen	207	*	*	*	0,09	0,06	1,5
- Saft	90	*	*	*	0,05	0,04	0,7
Topinambur	2	*	*	*	0,20	0,06	1,3
Wegerich	60	*	*	*	0,05	0,05	0,7
Weiße Rübe, roh	12	*	0	*	0,04	0,05	0,6
Weißkohl, roh	12	*	1,7	145	0,05	0,05	0,3
Wirsing, roh	6,5	*	2,5	*	0,05	0,07	0,5
Zucchini, roh	31	*	*	*	0,20	0,09	0,4
Zuckermais, roh	8	*	0,1	*	0,15	0,12	1,7
- in Dosen (Maiskörner)	*	*	0,1	*	*	*	*
Zwiebel, roh	1,2	*	0,1	*	0,03	0,03	0,2
- getrocknet	43	*	*	*	0,26	0,18	1,1

B6 (mg)	Pantothen-säure (mg)	Folsäure (mg)	Biotin (mg)	B12 (µg)	C (mg)	
0,15	*	*	*	0	22	Portulak, roh
0,06	*	*	*	0	27	Radieschen, roh
0,06	*	*	*	0	29	Rettich, roh
0,04	*	*	*	0	10	Rhabarber, roh
0,30	*	179	*	0	112	Rosenkohl, roh
0,05	*	83	*	0	10	Rote Bete, roh
0,15	*	*	*	0	50	Rotkohl, roh
*	*	*	*	0	47	Sauerampfer, roh
0,20	*	*	*	0	20	Sauerkraut, roh, abgetropft
*	*	*	*	0	47	Schnittlauch, roh
*	*	*	*	0	4	Schwarzwurzel, roh
0,06	1,12	108	*	0	20	Spargel, roh
0,03	*	*	*	0	15	- in Dosen, Gesamtinhalt
0,20	*	145	7	0	51	Spinat, roh
*	*	*	*	0	29	- Saft
*	*	*	*	0	29	- tiefgefroren
0,3	0,86	*	*	0	30	Süßkartoffel (Batate), roh
0,10	*	50	*	0	25	Tomaten, roh
*	*	*	*	0	17	- in Dosen
*	*	*	*	0	9	- Mark, gesalzen
0,10	*	*	*	0	17	- Saft 90
*	*	*	*	0	4	Topinambur
*	*	*	*	0	20	Wegerich
0,08	*	*	*	0	20	Weiße Rübe, roh
0,10	*	36	*	0	47	Weißkohl, roh
0,20	*	*	*	0	50	Wirsing, roh
0,10	*	*	*	0	16	Zucchini, roh
0,20	0,89	*	*	0	12	Zuckermais, roh
*	*	*	*	0	*	- in Dosen (Maiskörner)
0,13	*	*	*	0	10	Zwiebel, roh
0,50	*	*	*	0	42	- getrocknet

Vitamingehalt ausgewählter Nahrungsmittel (pro 100 g verzehrfertiger Anteil)	A (µg)	D (µg)	E (mg)	K (µg)	B_1 (mg)	B_2 (mg)	Niacin (m
PILZE							
Austernpilz	*	*	*	*	0,20	0,30	10,0
Birkenpilz	*	*	*	*	0,10	0,44	4,9
Champignon (Zucht-)	1,7	1,9	*	*	0,10	0,45	4,7
Morchel (Speise-)	*	3,1	0,6	*	0,13	0,06	*
Pfifferling	217	2,1	0,1	*	0,02	0,23	6,5
Steinpilz	*	3,1	0,6	*	0,03	0,37	4,9
OBST/OBSTPRODUKTE							
Ananas, roh	3	*	0,1	*	0,08	0,03	0,2
- in Dosen, Gesamtinhalt	7	*	0,02	*	0,08	0,02	0,2
- Saft	8	*	*	*	0,05	0,02	0,2
Apfel, ungeschält, roh	4	*	0,5	*	0,04	0,03	0,3
- getrocknet (geschwefelt)	*	*	*	*	0,10	0,11	0,8
- Mus	6	*	*	*	0,01	0,02	0,1
- Saft	7	*	*	*	0,02	0,03	0,3
Apfelsine, roh	11	*	0,3	*	0,09	0,04	0,4
- Saft, frisch gepresst	12	*	*	*	0,10	0,03	0,4
- Saft-Konzentrat	72	*	*	*	0,40	0,10	1,7
- Saft, Handelsware	12	*	*	*	0,08	0,02	0,3
Aprikose, roh	265	*	0,5	*	0,04	0,05	0,7
- getrocknet	5790	*	*	*	0,01	0,11	3,3
- in Dosen, Gesamtinhalt	123	*	*	*	0,02	0,02	0,5
Avocado, roh	12	*	1,3	*	0,08	0,15	1,1
Banane, roh	8	*	0,3	*	0,05	0,06	0,7
- getrocknet	13	*	*	*	0,20	0,20	2,8
Birne, roh	3	*	0,4	*	0,03	0,04	0,2
- getrocknet	21	*	*	*	0,01	0,18	0,6
- in Dosen, Gesamtinhalt	2	*	*	*	0,01	0,02	0,1
- Nektar, ca. 40 % Frucht	+	*	*	*	+	0,02	+

B_6 (mg)	Pantothen-säure (mg)	Folsäure (mg)	Biotin (mg)	B_{12} (µg)	C (mg)	
						PILZE
0,09	*	*	*	0	1	Austernpilz
*	*	*	*	0	7	Birkenpilz
0,06	2,10	*	16	0	4	Champignon (Zucht-)
*	*	*	*	0	5	Morchel (Speise-)
*	*	*	*	0	6	Pfifferling
*	2,70	*	*	0	3	Steinpilz
						OBST/OBSTPRODUKTE
0,08	*	*	*	0	20	Ananas, roh
0,07	*	*	*	0	7	- in Dosen, Gesamtinhalt
*	*	*	*	0	9	- Saft
0,1	*	*	*	0	12	Apfel, ungeschält, roh
*	*	*	*	0	11	- getrocknet (geschwefelt)
0,06	*	*	*	0	2	- Mus
0,05	*	*	*	0	1	- Saft
0,1	*	42	*	0	5	Apfelsine, roh
0,05	*	*	*	0	52	- Saft, frisch gepresst
*	*	*	*	0	237	- Saft-Konzentrat
0,03	*	*	*	0	42	- Saft, Handelsware
0,07	*	*	*	0	10	Aprikose, roh
0,17	*	*	*	0	12	- getrocknet
0,05	*	*	*	0	4	- in Dosen, Gesamtinhalt
0,5	*	*	*	0	13	Avocado, roh
0,37	*	*	*	0	11	Banane, roh
*	*	*	*	0	7	- getrocknet
0,02	*	*	*	0	5	Birne, roh
*	*	*	*	0	7	- getrocknet
0,01	*	*	*	0	2	- in Dosen, Gesamtinhalt
*	*	*	*	0	+	- Nektar, ca. 40 % Frucht

Vitamingehalt ausgewählter Nahrungsmittel (pro 100 g verzehrfertiger Anteil)	A (µg)	D (µg)	E (mg)	K (µg)	B_1 (mg)	B_2 (mg)	Niacin (m
Brombeere, roh	45	*	0,7	*	0,03	0,04	0,4
- Saft	*	*	*	*	0,02	0,03	0,3
Dattel, getrocknet	25	*	*	*	0,04	0,09	2,0
Erdbeere, roh	3	*	0,1	*	0,03	0,06	0,6
- in Dosen	*	*	*	*	0,01	0,03	0,3
- tiefgefroren	13	*	0,2	*	0,03	0,06	0,6
Feige, frisch	8	*	*	*	0,06	0,05	0,4
- getrocknet	8	*	*	*	0,11	0,10	1,0
Granatapfelsaft, frisch	0	*	*	*	0,02	0,03	0,2
Grapefruit, roh	34	*	0,3	*	0,05	0,03	0,2
- Saft	+	*	*	*	0,04	0,02	0,2
Hagebutte, roh	800	*	4,2	*	0,06	0,07	0,5
Heidelbeere, roh	6	*	2,1	*	0,02	0,02	0,4
- in Dosen, ungesüßt	4	*	*	*	0,01	0,01	0,2
- in Dosen, gesüßt	+	*	*	*	0,03	0,04	0,4
Himbeere, roh	4	*	*	*	0,03	0,07	0,3
- in Dosen, gesüßt	*	*	*	*	0,01	0,06	0,3
- in Dosen, ungesüßt	5	*	*	*	0,01	0,04	0,5
Honigmelone, roh	783	*	0,1	*	0,06	0,02	0,6
Johannisbeere, rot	4	*	0,7	*	0,04	0,03	0,2
- schwarz	13	*	1,9	*	0,05	0,05	0,3
- weiß	0	*	*	*	0,08	0,02	0,2
- Nektar, rot	4	*	*	*	+	+	+
- Nektar, schwarz	4	*	*	*	+	+	+
Kaki, roh	286	*	*	*	0,02	0,02	0,3
Kaktusfeige, roh	9	*	*	*	0,01	0,03	0,4
Kirsche, süß, roh	6	*	0,1	*	0,04	0,04	0,3
- sauer, roh	50	*	0,1	*	0,05	0,06	0,4
- sauer im Glas	70	*	*	*	0,03	0,02	0,2
Kiwi, roh	*	*	*	*	0,02	0,05	0,4
Litschi, roh	0	*	*	*	0,03	0,05	0,8

B_6 (mg)	Pantothen-säure (mg)	Folsäure (mg)	Biotin (mg)	B_{12} (µg)	C (mg)	
0,05	*	*	*	0	17	Brombeere, roh
*	*	*	*	0	10	- Saft
0,1	*	*	*	0	2	Dattel, getrocknet
0,06	*	65	*	0	62	Erdbeere, roh
0,03	*	*	*	0	30	- in Dosen
*	*	*	*	0	60	- tiefgefroren
0,1	*	*	*	0	3	Feige, frisch
0,12	*	*	*	0	2	- getrocknet
*	*	*	*	0	8	Granatapfelsaft, frisch
0,03	*	*	*	0	44	Grapefruit, roh
0,01	*	*	*	0	40	- Saft
0,05	*	*	*	0	1250	Hagebutte, roh
0,06	*	*	*	0	22	Heidelbeere, roh
*	*	*	*	0	12	- in Dosen, ungesüßt
*	*	*	*	0	8	- in Dosen, gesüßt
*	*	30	*	0	25	Himbeere, roh
0,04	*	*	*	0	5	- in Dosen, gesüßt
*	*	*	*	0	9	- in Dosen, ungesüßt
*	*	*	*	0	32	Honigmelone, roh
0,05	*	*	*	0	36	Johannisbeere, rot
0,08	*	*	*	0	189	- schwarz
*	*	*	*	0	35	- weiß
+	*	*	*	0	6	- Nektar, rot
+	*	*	*	0	30	- Nektar, schwarz
*	*	*	*	0	16	Kaki, roh
0,05	*	*	*	0	25	Kaktusfeige, roh
0,05	*	52	*	0	15	Kirsche, süß, roh
*	*	80	*	0	12	- sauer, roh
0,01	*	*	*	0	4	- sauer im Glas
*	*	*	*	0	71	Kiwi, roh
*	*	*	*	0	35	Litschi, roh

Vitamingehalt ausgewählter Nahrungsmittel (pro 100 g verzehrfertiger Anteil)	A (µg)	D (µg)	E (mg)	K (µg)	B_1 (mg)	B_2 (mg)	Niacin (m
Mandarine, roh	71	*	0,31	*	0,06	0,03	0,2
- Saft, frisch gepresst	42	*	*	*	0,06	0,03	0,2
- Saft, Handelsware	42	*	*	*	0,06	0,02	0,1
Mango, roh	201	*	1,0	*	0,05	0,04	0,7
- in Dosen	*	*	*	*	0,02	0,03	0,2
Melone, grün, roh	*	*	0,1	*	0,05	0,03	0,5
Mirabelle, roh	38	*	*	*	0,06	0,04	0,6
Nektarine, roh	*	*	*	*	0,02	0,05	1,0
Papaya, roh	160	*	*	*	0,03	0,04	0,4
Passionsfrucht, roh	108	*	*	*	0,02	0,10	2,1
Pfirsich, roh	15	*	1,0	*	0,03	0,05	0,9
- getrocknet	83	*	*	*	0,01	0,14	3,3
- in Dosen, Gesamtinhalt	29	*	*	*	0,01	0,02	0,6
Pflaume (Zwetschge), roh	65	*	0,8	*	0,07	0,04	0,4
- getrocknet	23	*	*	*	0,15	0,12	1,7
- im Glas, Gesamtinhalt	11	*	*	*	0,03	0,03	0,4
Preiselbeere, roh	4	*	1,0	*	0,02	0,02	0,1
Quitte, roh	6	*	*	*	0,03	0,03	0,2
Reineclaude, roh	30	*	*	*	*	*	*
Rosine, ohne Kerne	5	*	*	*	0,10	0,08	0,5
Sanddornbeeren-Saft	*	*	*	*	*	*	*
Stachelbeere, roh	18	*	0,6	*	0,02	0,02	0,3
Sultanine	30	*	0,7	*	0,10	0,08	0,5
Wassermelone, roh	87	*	*	*	0,05	0,05	0,3
Weintraube, roh	5	*	0,7	*	0,05	0,03	0,3
- Saft	*	*	*	*	0,04	0,02	0,2
Zitrone, roh	+	*	*	*	0,05	0,02	0,2
- Saft	*	*	*	*	0,04	0,01	0,1

Zeichenerklärung: *) keine Daten +) in Spuren i. D.) im Durchschnitt

B6 (mg)	Pantothensäure (mg)	Folsäure (mg)	Biotin (mg)	B12 (µg)	C (mg)	
0,02	*	*	*	0	32	Mandarine, roh
*	*	*	*	0	32	- Saft, frisch gepresst
*	*	*	*	0	22	- Saft, Handelsware
*	*	*	*	0	37	Mango, roh
*	*	*	*	0	10	- in Dosen
*	*	*	*	0	25	Melone, grün, roh
*	*	*	*	0	7	Mirabelle, roh
*	*	*	*	0	8	Nektarine, roh
*	*	*	*	0	80	Papaya, roh
*	*	*	*	0	20	Passionsfrucht, roh
0,03	*	*	*	0	10	Pfirsich, roh
0,15	*	*	*	0	17	- getrocknet
0,02	*	*	*	0	4	- in Dosen, Gesamtinhalt
0,05	*	*	*	0	5	Pflaume (Zwetschge), roh
0,15	*	*	*	0	4	- getrocknet
*	*	*	*	0	2	- im Glas, Gesamtinhalt
0,01	*	*	*	0	12	Preiselbeere, roh
*	*	*	*	0	14	Quitte, roh
*	*	*	*	0	6	Reineclaude, roh
0,11	*	*	*	0	1	Rosine, ohne Kerne
*	*	*	*	0	266	Sanddornbeeren-Saft
0,02	*	*	*	0	34	Stachelbeere, roh
*	*	*	*	0	0	Sultanine
0,07	1,60	*	*	0	6	Wassermelone, roh
0,07	*	43	*	0	4	Weintraube, roh
0,02	*	*	*	0	1	- Saft
0,06	*	*	*	0	53	Zitrone, roh
0,05	*	*	*	0	53	- Saft

Sondertabellen

- **Getränke mit Alkohol**
  Alkohol- und Nährwertgehalt von alkoholischen Getränken

- **Kohlenhydrataustauschtabelle für Diabetiker**
  Mit Angaben über Kohlenhydratportionen (KH-Portion) ausgewählter Lebensmittel

- **Puringehalte ausgewählter Lebensmittel**
  Angaben in Milligramm (mg) gebildeter Harnsäure pro 100 g Lebensmittel

- **Dosen und Gläser**
  Die gängigsten Einwaagen und Abtropfgewichte auf einen Blick

- **Gewichte und Packungsinhalte**

Produkt (pro 100 g)	Vol.-% Alk. (ml/100ml)	Alkohol (g)	KH (g) bzw. Extrakt*	kcal	kJ
GETRÄNKE MIT ALKOHOL					
Alkohol- und Nährwertgehalt von alkoholischen Getränken					
1. Biere)**					
Alkoholarmes Bier	bis 0,6	bis 0,5	5,4	28	117
Leichtbier, untergärig	2,5 bis 3,0	2,0 bis 2,8	2,0	29	121
Diät-Vollbier	5	4,0	0,9	33	138
Altbier	5	4,0	3,2	43	180
Bockbier	7	5,5	5,0	62	259
Doppelbockbier	8	6,3	5,5	69	289
Einfachbier	1 bis 2	0,8 bis 1,6	2,5	21	88
Exportbier	5	4,0	4,3	47	197
Kölsch	5	4,0	3,0	42	176
Lagerbier	5	4,0	3,3	43	180
Malzbier	bis 0,6	bis 0,5	10,8	48	201
Nährbier	bis 1,6	bis 1,3	10,5	53	222
Pils	5	4,0	3,1	43	180
Weizenbier	5	4,0	4,0	46	193
2. Weine und weinhaltige Getränke)**					
Apfelwein, trocken	5	4,0	2,6	45	188
Dessertwein i. D.	14	11,0	14,0	133	556
Fruchtdessertwein	13 bis 14	10,3 bis 11,0	12,0	127	531
Fruchtwein i. D.	8 bis 10	6,3 bis 7,9	5,0	75	314
Glühwein	9	7,0	8,5	83	347
Portwein i. D.	19,5	15,4	6,5	134	561
Madeira	18	14,2	4,0	65	272
Malaga	12	9,5	18,0	138	577
Marsala	12	9,5	4,0	82	343
Reiswein, asiatisch	14	11,0	4,0	94	393
Roséwein	10	7,9	3,9	72	301

Produkt (pro 100 g)	Vol.-% Alk. (ml/100ml)	Alkohol (g)	KH (g) bzw. Extrakt*	kcal	kJ
Rotwein	12	9,5	0,5	69	289
Rotwein, trocken, leicht	10	7,9	2,2	65	272
Rotwein trocken, schwer	12	9,5	2,2	76	318
Sangria	11 bis 12	8,7 bis 9,5	6,5	90	377
Sherry, trocken	17	13,4	4,0	110	460
Sherry, mild	20	15,8	6,0	135	565
Tokayer	18	14,2	14,0	155	649
Valpolicella	12	9,5	2,0	73	304
Vernatsch	12	9,5	2,0	73	304
Weißburgunder	12	9,5	2,0	73	304
Weißwein	12	9,5	3,0	79	381
- trocken	10,5	8,3	bis 2,6	69	289
- halbtrocken	10	7,9	bis 2,6	66	276
- lieblich	8 bis 9	6,6 bis 7,1	3,0	62	259
Wermuth, trocken, weiß	15	11,9	10,0	123	515
Wermuth, süß	18	14,2	*	155	649
3. Sekt und Schaumweine					
Asti spumante	8	6,3	11,0	88	368
Champagner	12	9,5	4,0	83	347
Sekt, trocken	11	8,7	3,5	75	314
Sekt, lieblich	11	9,0	11,0	107	448
Diabetiker-Sekt	11	9,0	2,0	71	297
4. Spirituosen					
Advocaat Eierlikör	20	14,5	26,7	277	1159
Angostura Bitter	44	34,8	0	243	1017
Anisette	25	19,8	47,0	330	1381
Apfelkorn	20	15,8	19,4	201	841
Apfelschnaps	21	16,6	23,9	213	891
Apricot Brandy	29	22,9	32,1	291	1218

Produkt (pro 100 g)	Vol.-% Alk. (ml/100ml)	Alkohol (g)	KH (g) bzw. Extrakt*	kcal	kJ
Aquavit*****	38	30,0	0	210	879
Aquavit*****	40	31,6	0	221	925
Arrak	38	30.0	0	210	879
Attaché	36	28,4	1,6	205	858
Bacardi	45	35,6	0	249	1042
Bananenlikör, gelb	29	22,9	39,0	322	1347
Bananenlikör, grün	22	17,4	32,4	254	1063
Birnenschnaps	40	31,6	0	221	925
Bommerlunder	38	30,0	0	210	879
Boonekamp	40	31,6	0,8	225	941
Branntwein (Klarer) *****	32	25,3	0	177	741
Branntwein (Klarer) *****	38	30,0	0	210	879
Calvados	42	33,2	0	232	971
Campari Bitter	25	19,7	25,0	238	996
Chantré	36	28,4	1,4	205	858
Chantré Cream***	15	11,9	31,0	255	1067
Cherry Brandy	24	19,0	34,2	272	1138
Cocoslikör	24	19,0	22,2	223	933
Coffee Likör	25	19,8	31,9	268	1121
Cognac	40	31,6	0	221	925
Cointreau	40	31,6	30,0	341	1427
Crème de *** Banane	29	22,9	39,7	322	1347
Crème de **** Cacao, braun	27	21,3	45,8	336	1406
Crème de ****Cacao, weiß	27	21,3	40,0	312	1305
Crème de **** Cassis	16	12,6	40,0	248	1038
Curaçao Blue	30	23,7	35,1	309	1293
Curaçao Triple sec	39	30,8	30,5	336	1409
Doppelkorn	38	30,0	0	210	879
Dry Gin	37,5	29,6	0	201	866
Edelkirsch	25	19,8	38,5	295	1235
Edelkirsch Cream***	15	11,9	37,0	270	1130

Produkt (pro 100 g)	Vol.-% Alk. (ml/100ml)	Alkohol (g)	KH (g) bzw. Extrakt*	kcal	kJ
Eierlikör	20	15,8	20,0	285	1192
Fruchtlikör i. D.	30	23,7	30,0	286	1197
Gin	45	35,6	0	249	1042
Grand Marnier	40	31,6	30,0	341	1427
Grappa*****	40	31,6	0	221	925
Grappa*****	45	35.6	0	249	1042
Himbeergeist	37,5	29,6	0	207	867
Himbeergeist, Schwarzwälder	40	31,6	0	221	925
Honiglikör	30	23,7	31,6	292	1222
Kirschlikör	21	16,6	24,8	217	908
Kirschwasser	40	31,6	0	221	925
Kiwi Wonder	20	15,8	22,2	201	841
Klarer Schnaps (Korn)	32	25,3	0	177	741
Klarer Schnaps (Doppelkorn)	38	30,0	0	210	879
Kräuterlikör	50	39,5	*	277	1159
Kümmel	30	23,7	30,0	286	1197
Mandarinenlikör	29	22,9	30,6	284	1188
Maraschino	30	23,7	41,5	335	1402
Obstler	45	35,6	0	249	1042
Orangen Bitter	39	30,8	3,2	229	958
Orangenlikör (Red Orange)	24	19,0	25,5	237	992
Ouzo	40	31,6	0	221	925
Pfefferminzlikör	30	23,7	45,0	391	1636
Pfirsichlikör	18	14.,2	24,0	195	816
Rum, braun	40	31,6	0	221	925
Rum, braun (Strohrum)	80	63,2	0	442	1849
Rum, weiß	37,5	29,6	0	207	866
Samba	21	16,6	25,2	217	908
Sambucca	40	31,6	0	221	925
Schokogeheimnis	15	11.9	38,3	236	987

Produkt (pro 100 g)	Vol.-% Alk. (ml/100ml)	Alkohol (g)	KH (g) bzw. Extrakt*	kcal	kJ
Tequila	38	30	0	210	879
Underberg	44	34,8	32,0	371	1552
Vanillegeheimnis	15	11,9	40,2	244	1021
Wacholder	32	25,3	0	177	741
Weinbrand	38	30,0	2,0	218	912
Weizenkorn	32	25,3	0	177	741
Williams Christ Birnenschnaps	37,5	29,6	0	207	866
Williams Christ Birnenschnaps, Schwarzwälder	40	31,6	0	221	925
Whiskey, Irish	45	35,6	0	249	1042
Whisky, Scotch	43	34,0	Spuren	238	996
Wodka	37,5	29,6	0	208	870
Zwetschgenwasser	40	31,6	0	221	925

Zeichenerklärung: *) keine Daten i. D.) im Durchschnitt

*) Der Kohlenhydratgehalt ist bei den meisten Alkoholika praktisch identisch mit dem Extrakt. Der Extrakt beinhaltet alle nicht verdampfbaren Substanzen, also Kohlenhydrate, Eiweiß, Fett, teilweise organische Säuren und die Mineralstoffe. Außer den Kohlenhydraten spielen nur Eiweiß und Fett für den Energiegehalt eine Rolle und dies auch nur bei Bier und bei einigen Likören.

**) Biere und Weine enthalten kleine Mengen Eiweiß. Der Eiweißgehalt reicht von 0,1 g bei Einfachbier bis 0,8 g pro 100 g bei Doppelbockbier. Im Durchschnitt enthält Bier 0,5 g Eiweiß pro 100 g. Wein enthält pro 100 g nur 0,1 bis 0,2 g Eiweiß.

***) Sahne- und Creamliköre enthalten außer Alkohol und Zucker auch nennenswerte Mengen an Eiweiß und Fett, im Durchschnitt 2,1 % Eiweiß und 8,1 % Fett. Bei Eierlikör ist aufgrund des hohen Eigelbanteils der Gehalt an Cholesterin zu berücksichtigen.

****) Creme de... nennt man Liköre, die 40 g Zucker und mehr pro 100 g enthalten.

*****) unterschiedliche Hersteller, daher doppelt aufgeführt.

Hinweise zur Sondertabelle Getränke mit Alkohol

Der Alkoholgehalt bestimmt bei alkoholischen Getränken maßgebend deren Energiegehalt. Er wird auf den Getränken in Volumenprozent (%-Vol.) angegeben, was »Milliliter Alkohol pro 100 Milliliter Getränk« bedeutet. Der Alkoholgehalt wird also in Millilitern (ml) angegeben, andere Nährstoffgehalte werden in Nährstofftabellen aber stets in Gramm ausgewiesen. Auch die Energieangaben (kcal, kJ) beziehen sich auf das Gewicht und nicht auf das Volumen. Deshalb ist es sinnvoll, auch den Alkoholgehalt in Gramm umzurechnen. Alkohol hat ein anderes spezifisches Gewicht (Dichte) als Wasser, 100 ml Alkohol wiegen daher nicht 100 g, wie es bei Wasser der Fall ist. 1 ml Alkohol wiegt 0,79 g. Ein Likör beispielsweise, der 30 %-Vol. Alkohol enthält, hat also in 100 Millilitern (ml) 30 Milliliter reinen Alkohol, aufgrund des spezifischen Gewichts sind das 23,7 Gramm reiner Alkohol. 1 Gramm Alkohol liefert rund 7 Kilokalorien (kcal). 23,7 g aus dem genannten Beispiel entsprechen 166 kcal. Hinzu kommt bei vielen alkoholischen Getränken noch ein beträchlicher Zuckergehalt (Liköre, süße Weine, süßer Sekt etc.).

Eiweiß und Fett spielen nur bei wenigen Alkoholika eine Rolle (Eierlikör, Sahne-Cream-Likör). Anhand dieser Tabelle kann man leicht den Alkohol- und Energiegehalt von Drinks, Desserts und anderen mit Alkohol zubereiteten Speisen berechnen. Bei Speisen, die erhitzt werden, ist zu berücksichtigen, dass Alkohol hitzeempfindlich und leicht flüchtig ist. Die in der Speise verbleibende Alkoholmenge lässt sich nur qualitativ angeben, beispielsweise als Hinweis auf Speisekarten (»enthält Alkohol«...). Solche Hinweise sind wichtig für ehemals Alkoholkranke und für alle Menschen, die Alkohol meiden sollen.

KOHLENHYDRATAUSTAUSCHTABELLE FÜR DIABETIKER

Mit Angaben über Kohlenhydratportionen (KH-Portionen) ausgewählter Lebensmittel (1 KH-Portion entspricht 10 bis 12 g verwertbaren Kohlenhydraten)

Lebensmittel (verzehrfertiger Anteil)	1 KH-Portion entspricht einer Menge von
Milch und Milchprodukte	
Milch	250 g
Buttermilch, Dickmilch, Joghurt, Kefir	250 g
Molke	250 g
Sahne (30 % Fett)	*350 g
Saure Sahne (10 % Fett)	*320 g
Magerquark	300 g
Getreide und Getreideprodukte	
Buchweizenkorn	15 g
Buchweizengrütze	15 g
Buchweizenvollmehl	15 g
Gerstengraupen	15 g
Grünkern	20 g
Grünkern, gegart	70 g
Grünkernmehl	15 g
Haferflocken	20 g
Hafergrütze	20 g
Hirse	15 g
Maisgrieß	15 g
Maismehl	15 g
Reis, roh	15 g
Reis, gegart	45 g
Reismehl	15 g
Roggenmehl	20 g
Weizenmehl, Type 405	15 g
Weizengrieß	20 g
Weizengrütze	20 g
Weizenkeime	45 g
Weizenvollkornmehl	20 g
Stärkemehle	15 g
Puddingpulver	15 g
Brot und Backwaren, Teige, Teigwaren	
Brot	
Baguette	25 g
Brötchen (Weizen-)	25 g
Grahambrot	30 g
Knäckebrot	20 g
Leinsamenbrot	30 g
Pumpernickel	30 g
Roggenbrot	30 g
Roggenbrötchen	30 g
Toastbrot	25 g
Weißbrot	25 g
Weizenmischbrot	25 g
Weizenvollkornbrot	30 g
Backwaren	
Butterkeks	15 g

Lebensmittel (verzehrfertiger Anteil)	1 KH-Portion entspricht einer Menge von
Cracker, gesalzen	15 g
Salzstangen	15 g
Vollkornzwieback	20 g
Teige	
Blätterteig, roh (TK)	*35 g
Hefeteig, roh	30 g
Pizzateig, roh	30 g
Teigwaren	
Nudeln, roh	15 g
Nudeln, gekocht	45 g
Kartoffeln und Kartoffelerzeugnisse	
Kartoffeln	80 g
Kartoffelchips	*30 g
Kartoffelpüree	100 g
Kartoffelknödel	50 g
Kroketten	*40 g
Pommes frites	*35 g
Hülsenfrüchte	
Bohnenkerne, roh	25 g
Bohnenkerne, gekocht	50 g
Erbsen, getrocknet, roh	20 g
Erbsen, getrocknet, gekocht	40 g
Linsen, getrocknet, roh	25 g
Linsen, getrocknet, gekocht	75 g
Kichererbsen, getrocknet, roh	25 g
Kichererbsen, getrocknet, gekocht	55 g

Lebensmittel (verzehrfertiger Anteil)	1 KH-Portion entspricht einer Menge von
*Gemüse**), kohlenhydratreich (über 5 g Kohlenhydrate/100 g)*	
Dicke Bohnen	170 g
Grüne Erbsen	100 g
Maiskörner	80 g
Maiskolben	170 g
Rote Bete	140 g
Frischobst	
Ananas	90 g
Apfel mit Schale	110 g
Apfel, geschält	100 g
Apfelsine, geschält	130 g
Aprikosen, entsteint	120 g
Banane, geschält	60 g
Birne mit Schale	110 g
Birne, geschält	100 g
Brombeeren	170 g
Cherimoya	90 g
Erdbeeren	200 g
Feigen	100 g
Granatapfelkerne	70 g
Grapefruit, geschält	130 g
Guave	200 g
Heidelbeeren	170 g
Himbeeren	200 g
Holunderbeeren	170 g
Honigmelone	100 g
Johannisbeeren, rot	200 g
Johannisbeeren, schwarz	180 g
Johannisbeeren, weiß	180 g
Kakifrucht	80 g

Lebensmittel (verzehrfertiger Anteil)	**1 KH-Portion entspricht einer Menge von**
Kaktusfeigen	170 g
Karambole	150 g
Kirschen, sauer, entsteint	110 g
Kirschen, süß, entsteint	90 g
Kiwi	120 g
Kumquat	90 g
Litschi	70 g
Mandarinen, geschält	120 g
Mangofruchtfleisch	100 g
Mirabellen, entsteint	80 g
Nektarinen, entsteint	100 g
Passionsfrucht	90 g
Pfirsich, entsteint	130 g
Pflaumen, entsteint	110 g
Preiselbeeren	170 g
Reineclauden, entsteint	90 g
Stachelbeeren	150 g
Wassermelonenfruchtfleisch	150 g
Weintrauben	80 g
Trockenobst	
alle Sorten (Apfel, Aprikose, Banane, Dattel, Feige, Pfirsich, Pflaume, Rosine, entsteint)	20 bis 25 g
Fruchtsäfte ohne Zuckerzusatz	
Apfelsaft	120 g
Birnensaft	100 g
Brombeersaft	120 g
Erdbeersaft	160 g
Grapefruitsaft	120 g

Lebensmittel (verzehrfertiger Anteil)	**1 KH-Portion entspricht einer Menge von**
Himbeersaft	170 g
Holunderbeersaft	160 g
Johannisbeersaft, rot	80 g
Orangensaft	120 g
Pflaumensaft	80 g
Traubensaft	70 g
Nüsse und Samen	
Erdnüsse, Haselnüsse, Kokosnussmark, Kürbiskerne, Leinsamen, Mandeln, Mohn, Paranüsse, Pistazien, Sesamsaat, Sonnenblumenkerne, Walnusskerne	
ohne Anrechnung (KH-arm)	bis 50 g
größere Mengen müssen angerechnet werden	
Cashewnüsse	40 g
Esskastanien (Maronen)	30 g
Pinienkerne	60 g

*) wegen des hohen Fett- und Kaloriengehalts bei Übergewicht meiden bzw. sparsam verwenden!

**) Gemüse, Salatgemüse, Pilze (kohlenhydratarm, unter 5 g Kohlenhydrate/100 g) alle Sorten (außer den obengenannten Gemüsen) ohne Anrechnung bis 200 g; größere Portionen müssen angerechnet werden.

Hinweise zur Kohlenhydrataustauschtabelle für Diabetiker

Die Broteinheit (BE) war bislang die gängigste Umrechnungsgröße, wurde aber nur in den alten Bundesländern verwendet. 1 BE entspricht 12 Gramm verwertbaren Kohlenhydraten. In der ehemaligen DDR rechnete man mit Kohlenhydrateinheiten (KHE). 1 KHE entspricht 10 Gramm verwertbaren Kohlenhydraten. Seit der Wiedervereinigung gibt es diese Größen offiziell nicht mehr, der Kompromiss zwischen BE und KHE ist die Kohlenhydratportion (KH-Portion). 1 KH-Portion entspricht 10 bis 12 Gramm verwertbaren Kohlenhydraten. Die Akzeptanz dieser neuen Größe ist mäßig, die meisten Diabetiker rechnen nach wie vor in BE. Dennoch ist die vorstehende Tabelle den neuesten Richtlinien angepasst, und die Werte beziehen sich auf die KH-Portion. Die Spielräume für den Diabetiker sind größer geworden, die ehemals strengen Richtlinien der Diabetikerkost wurden wesentlich gelockert.

Wenn Sie bestimmte Lebensmittel in der Kohlenhydrataustauschtabelle für Diabetiker nicht finden, aber wissen möchten, mit welcher Menge Sie sie gegen ein anderes austauschen können, dann behelfen Sie sich durch eine eigene, ganz einfache Rechnung: Schlagen Sie den Kohlenhydratgehalt des betreffenden Lebensmittels in den Nährstofftabellen nach, teilen Sie 12 g bzw. 10 g Kohlenhydrate durch die Kohlenhydratmenge von 100 g des gewünschten Lebensmittels, und multiplizieren Sie die Zahl mit 100; dann erhalten Sie eine Mengenangabe des Lebensmittels in Gramm, die 1 KH-Portion (10 bis 12 Gramm Kohlenhydrate) entspricht.

<u>Beispiel:</u> Wieviel Gramm Eiernudeln entsprechen 1 KH-Portion?
100 g rohe Nudeln enthalten rund 70 g Kohlenhydrate.

<u>Berechnung:</u>
(12 : 70) x 100 = 17,1 g bzw. (10 : 70) x 100 = 14,2 g. Die KH-Portion liegt dazwischen. Das Beispiel zeigt, dass es nun nicht mehr notwendig ist, alle Lebensmittel auf das Gramm genau abzuwiegen. Ein Tipp: Nehmen Sie für Ihre Berechnung den Mittelwert zwischen 12 und 10, also die 11. Dann brauchen Sie nur mit einer Zahl zu rechnen.

<u>Ergebnis:</u> (11 : 70) x 100 = 15,7 g (gerundet 16 g rohe Nudeln).

PURINGEHALTE AUSGEWÄHLTER LEBENSMITTEL

Angaben in Milligramm (mg) gebildeter Harnsäure pro 100 g Lebensmittel

Lebensmittel (pro 100 g verzehrfertiger Anteil oder pro genannter Portion)	Harnsäure (in mg)
Eier und Fette	
1 Ei (Gewichtsklasse M, ca. 60 g)	3
1 Eigelb (ca. 19 g)	3
1 Eiweiß (ca. 33 g)	0
Tierische und pflanzliche Fette sowie Öle	0
Mayonnaise, 50 % Pflanzenöl	10
Milch und Milchprodukte	
Milch, alle Fettstufen	0
Gesäuerte Milchfrischprodukte (Buttermilch, Joghurt, etc.)	0
Frischkäse, alle Fettstufen	0
Camembert, 45 % F.i.Tr.	30
Emmentaler, 45 % F.i.Tr.	10
Feta, 45 % F.i.Tr.	30
Gouda, alt, 45 % F.i.Tr.	16
Harzer Käse, 10 % F.i.Tr.	20
Limburger, 20 % F.i.Tr.	24
Schmelzkäse, 60 % F.i.Tr.	13
Schmelzkäse, 40 % F.i.Tr.	20
Schmelzkäse, 20 % F.i.Tr.	26
Fleisch und Fleischwaren	
Schweinefleisch	
Bratenfleisch, roh	150
Bratenfleisch, gebraten	280
Filet, roh	170
Schnitzel, roh	170
Schulter, roh	160
Schulter, gebraten	200
Hackfleisch, halb und halb, roh	127
Rindfleisch	
Bratenfleisch, roh	140
Filet, roh	150
Knochenmark	100
Muskelfleisch	112
Ochsenbrust, roh	110
Schulter, roh	130
Suppenfleisch, roh	110
Kalbfleisch	
Bratenfleisch, roh	150
Haxe, roh	140
Lende, roh	160
Hammel- und Lammfleisch	
Hammelkeule, roh	140
Hammelkotelett, roh	146
Hammellende, roh	146
Lammkeule, roh	120
Geflügel	
Ente, roh	188
Ente, gebraten, ohne Haut	180
Ente, gebraten, mit Haut	225
Gans i. D., roh	240
Gänsebrust, roh	138

Lebensmittel (pro 100 g verzehrfertiger Anteil oder pro genannter Portion)	Harnsäure (in mg)
Hähnchenkeule, roh	160
Hähnchenkeule, gegrillt	235
Hähnchen, gegrillt, mit Haut	300
Hähnchen, gekocht	170
Hähnchenbrust, roh	175
Hähnchenkeule, roh	110
Putenfleisch i. D., roh	188
Putenschnitzel, roh	150
Innereien	
Bries (Kalb)	1032
Herz (Schwein)	510
Hirn	100
Leber (Huhn)	243
Leber (Kalb)	260
Leber (Rind)	239
Leber (Schwein)	300
Niere (Kalb)	240
Niere (Schwein)	255
Zunge (Rind)	160
Zunge (Schwein)	140
Wurst und Fleischwaren	
Bierschinken	80
Blutwurst	40
Bockwurst	110
Bratwurst (Kalb)	90
Bratwurst (Schwein)	100
Cornedbeef	60
Fleischwurst (Lyoner)	80
Frankfurter Würstchen	70
Frühstücksfleisch	50
Jagdwurst	100
Kabanossi	100

Lebensmittel (pro 100 g verzehrfertiger Anteil oder pro genannter Portion)	Harnsäure (in mg)
Knackwurst	110
Lachsschinken	180
Leberkäse	70
Leberwurst i. D.	100
Mettwurst (Teewurst)	70
Mortadella, deutsch	100
Salami i. D.	100
Schinken, gekocht, mager	130
Schinken, gekocht, durchwachsen	110
Schinken, roh, mager	160
Schinken, roh, durchwachsen	130
Schinkenspeck	130
Speck, fett	10
Sojaknackwurst	100
Streichleberwurst	110
Weißwurst	70
Wiener Würstchen	80
Wild und Wildgeflügel	
Fasan i. D., roh	150
Hasenschulter, roh	213
Hirschkeule, roh	200
Kaninchen, roh	188
Rehkeule, roh	159

Lebensmittel (pro 100 g verzehrfertiger Anteil oder pro genannter Portion)	Harnsäure (in mg)
Fisch, Fischwaren und Meeresfrüchte	
Aal, geräuchert	115
Anchovis, Sardellen	360
Austern	90
Bismarckhering	180
Brathering, ohne Haut	160
Brathering, mit Haut	210
Bückling, ohne Haut	145
Bückling, mit Haut	240
Dorsch, ohne Haut, roh	180
Fischstäbchen	110
Forelle, ohne Haut, roh	150
Forelle, mit Haut, roh	200
Hecht	140
Heilbutt	294
Hering, ohne Haut, roh	190
Hering, mit Haut, roh	320
Hering in Gelee	90
Hummerfleisch	175
Kabeljau, ohne Haut, roh	110
Kabeljau, mit Haut, roh	110
Karpfen, ohne Haut, roh	110
Karpfen, mit Haut, roh	150
Kaviar, deutsch	70
Krabben (Shrimps)	165
Krebsfleisch, roh	60
Lachs, ohne Haut, roh	150
Lachs, ohne Haut, geräuchert	170
Lachs, mit Haut, geräuchert	242
Makrele, ohne Haut, roh	185
Makrele, mit Haut, roh	400
Makrele, ohne Haut, geräuchert	170
Matjesfilet	210
Miesmuscheln	370
Ölsardinen, ohne Haut und Gräten	220
Ölsardinen mit Haut	350
Rotbarsch, ohne Haut, roh	130
Rotbarsch, ohne Haut, geräuchert	100
Schellfisch, ohne Haut, roh	140
Schellfisch, mit Haut, roh	180
Schillerlocken, geräuchert	140
Schleie, ohne Haut, roh	80
Scholle, ohne Haut, roh	130
Scholle, mit Haut, roh	170
Seelachs, mit Haut, roh	185
Seezunge, ohne Haut, roh	127
Sprotten, geräuchert	500
Thunfisch in Öl	180
Zander, ohne Haut, roh	110
Getreide und Getreideprodukte, Nährmittel	
Blütenpollen (Pulver)	260
Brötchen	100
Buchweizen	150
Cornflakes	100
Gerstengraupen	80
Grahambrot	63
Grieß	80
Grünkern	160
Haferflocken	160

Lebensmittel (pro 100 g verzehrfertiger Anteil oder pro genannter Portion)	Harnsäure (in mg)
Hirse	100
Knäckebrot	100
Leinsamenbrot	45
Lieken Urkorn	75
Mischbrot	44
Reis (weiß), gekocht	25
Reis (Vollkorn), gekocht	35
Roggen	70
Roggenvollkornbrot	50
Sago	80
Sojamehl, teilentfettet	300
Sojaschrot	200
Tapokastärke	30
Teigwaren (Eier-), gekocht	23
Teigwaren, (Eier-), roh	60
Teigwaren (Vollkorn-), gekocht	50
Teigwaren (Vollkorn-), roh	80
Weißbrot	70
Weizen	90
Weizenkeime	850
Weizenkleie	150
Weizenmehl, Type 405	40
Weizentoastbrot	100
Weizenvollkornbrot	70
Weizenvollkornmehl	65
Zwieback	60
Gemüse, Salat, Kräuter, Pilze und Hülsenfrüchte	
Artischocken	50
Auberginen	20
Austernpilze	90
Bambussprossen (Dose)	15
Blumenkohl	45
Bohnen, grün, frisch	42
Bohnenkerne (Dose)	130
Bohnenkerne, trocken	180
Bohnenkeimlinge (Dose)	20
Brokkoli	50
Champignons	60
Chicorée	15
Chinakohl	26
Endiviensalat	11
Erbsen, grün, frisch	150
Feldsalat	24
Fenchelknolle	16
Grünkohl	30
Gurken (Salat-)	6
Gurken (Gewürz-)	16
Karotten (Möhren)	15
Kartoffeln, roh	15
Kichererbsen, getrocknet	130
Kohlrabi	30
Kopfsalat	10
Kresse	30
Kürbis	7
Lauch (Porree)	40
Linsen, getrocknet	160
Maiskörner (Dose)	50
Maiskörner, getrocknet	60
Oliven, grün	25
Oliven, schwarz	30
Paprikaschoten, grün	10
Paprikaschoten, rot	15

Lebensmittel (pro 100 g verzehrfertiger Anteil oder pro genannter Portion)	**Harnsäure (in mg)**
Petersilie	40
Pfifferlinge	30
Radieschen	10
Rettich	10
Rosenkohl	70
Rote Bete, frisch	20
Rotkohl, frisch	40
Sauerampfer	55
Sauerkraut	25
Schnittlauch	30
Schwarzwurzeln	70
Selleriegrün	77
Sellerieknolle	30
Spargel	25
Spinat, frisch	50
Spinat, TK-Ware	70
Tomaten	10
Tomatenmark	90
Weißkohl	20
Wirsing	40
Zucchini	10
Zwiebeln	15
Sojaerzeugnisse	
Sojabohnen, roh	220
Sojabohnenkeimlinge (Glas)	15
Sojafleisch, trocken	35
Sojafleisch, eingeweicht	122
Sojafleisch, zubereitet	50
Sojaquark (Tofu)	70
Sojasauce	60

Lebensmittel (pro 100 g verzehrfertiger Anteil oder pro genannter Portion)	**Harnsäure (in mg)**
Obst	
Ananas	20
Apfel	15
Aprikose	18
Avocado	30
Banane	25
Birne	15
Brombeere	15
Erdbeere	25
Grapefruit	15
Heidelbeere	20
Himbeere	18
Honigmelone	25
Johannisbeere, rot	15
Kirsche	15
Kiwi	19
Orange	20
Pfirsich	18
Pflaume	20
Preiselbeere, Kompott	25
Quitte	30
Rhabarber	5
Stachelbeere, TK-Ware	15
Weintraube,	20
Zwetschge	20
Schalenfrüchte, Nüsse, Samen und Trockenobst	
Erdnüsse, geröstet	80
Haselnüsse	40
Mandeln	40
Paranüsse	22

Lebensmittel (pro 100 g verzehrfertiger Anteil oder pro genannter Portion)	Harnsäure (in mg)
Walnüsse	25
Leinsamen	100
Mohnsamen	170
Sesamsaat	80
Sonnenblumenkerne	160
Apfel	60
Aprikose	75
Dattel	50
Feige	60
Rosine	110
Alkoholische Getränke	
Bier	
Alkoholfreies Schankbier	3 bis 29
Altbier	12
Bockbier, hell, untergärig	13
Diät-Vollbier	10
Doppelbock, dunkel	14
Export, hell	13
Malztrunk	5
Pils	13
Vollbier, hell und Lagerbier	15
Weizen, Hefe-	15
Weizen, Kristall-	9
Weine, Spirituosen	
Eierlikör	70
Sherry medium	25
Alkoholfreie Getränke	
Apfelsaft	8
Cola	100
Cola light	21

Lebensmittel (pro 100 g verzehrfertiger Anteil oder pro genannter Portion)	Harnsäure (in mg)
Gemüsesaft	5
Grapefruitsaft	10
Karottensaft	5
Orangensaft	12
Sanddornsaft	3
Tomatensaft	5
Sonstiges	
Suppenwürfel, trocken	140
Instantbrühe (Pulver), zubereitet für 100 ml Brühe	2
Erbsensuppe (im Päcken), 100 g verzehrfertig	14
Rindfleischsuppe (im Päckchen), 100 g verzehrfertig	9
Saucenpulver (Bratensauce) für 250 ml fertige Sauce	50
Bratenfond im Glas, 100 ml	117
Gemüsefond im Glas, 100 ml	5
Gelatine	20
Hefe, frisch (pro Würfel bzw. 42 g)	189
Hefe, frisch, pro 100 g	450
Marzipan	50
Nussnougatcreme	70
Eiscreme (Vanille)	11
Vollmilchschokolade	60

Hinweise zur Sondertabelle Puringehalte ausgewählter Lebensmittel

Purine sind Bestandteile jeder Zelle und hauptsächlich im Zellkern lokalisiert. Deshalb enthalten nicht nur tierische Produkte, sondern auch pflanzliche Lebensmittel Purine in unterschiedlichen Mengen. Purine werden im Körper zu Harnsäure abgebaut, diese muss ausgeschieden werden. Bei Veranlagung zur Gicht (Hyperuricämie) funktioniert die Ausscheidung über die Niere nicht optimal, sodass es zur Harnsäureanreicherung des Blutes kommt. Die Ernährung muss dann purinarm gestaltet werden, um die Harnsäurebelastung so niedrig wie möglich zu halten.

1 Milligramm vom Purin-Stickstoff entspricht 2,4 Milligramm gebildeter Harnsäure. Meist rechnet man Purin mit dem Faktor 3 in Harnsäure-Äquivalente um. Sollten Sie also einmal auf Purinangaben stoßen, so verdreifachen Sie die Werte, und Sie erhalten so die Menge der gebildeten Harnsäure, die schließlich für den Harnsäurespiegel des Blutes und für eine entsprechende Diät ausschlaggebend ist. Beachten Sie bei der Nahrungszubereitung stets die verwendeten Mengen und die Portionsgröße. Spargel beispielsweise liefert pro 100 g nur 25 mg Harnsäure, die übliche Verzehrmenge beträgt aber bei diesem Edelgemüse nicht selten 500 g. Damit liefert die Spargelmahlzeit bereits 125 mg Harnsäure, und das völlig ohne Fleisch oder Schinken.

Purinfrei sind Fette, Öle und Milchprodukte sowie Süßwaren. Gereifte Käsesorten enthalten kleine Purinmengen, die von den Käsereikulturen (lebende Zellen!) stammen. Spitzenreiter im Harnsäuregehalt sind Innereien. Sie sind bei Hyperuricämie absolut tabu.

Da Gicht vielfach mit anderen ernährungsbedingten Krankheiten vergesellschaftet ist, insbesondere mit Übergewicht und hohem Blutdruck, beachten Sie bitte auch die Fett- und Energiegehalte der Lebensmittel in den Nährstofftabellen.

DOSEN UND GLÄSER

Die gängigsten Einwaagen und Abtropfgewichte auf einen Blick

Bei Gläsern und Dosen sind sowohl die Glas- bzw. Dosennorm als auch das Abtropfgewicht von entscheidender Bedeutung. Letzteres muss für die Nährwertberechnung herangezogen werden.
Folgende Konservengrößen werden von deutschen Herstellerfirmen angeboten:

Dosen: 1/1-Dose = 850 ml; 2/3-Dose = 580 ml; 1/2-Dose = 425 ml; 1/3-Dose = 315 ml.

Gläser: Normal- bzw. Euro-Glas = 720 ml; 1/2-Glas = 370 ml; 1/4-Glas = 210 ml.
Konservenware aus dem Ausland wird auch noch in weiteren Größen bzw. Normen angeboten. Die Dosen- und Glasnorm steht in den meisten Fällen auf dem Etikett, die Einwaage (Gesamtinhalt mit Flüssigkeit) und das Abtropfgewicht (Produkt abgetropft) sind dagegen immer angegeben. Maßgebend für die Nährwertberechnung ist das Abtropfgewicht.

Produkt	Dosen- bzw. Glasnorm	Einwaage	Abtropf-gewicht
GEMÜSE UND PILZE			
Artischockenherzen, 5–7 Stück	425 ml-Dose	400 g	240 g
Baked Beans	425 ml-Dose	400 g	400 g
Bambussprossen (Schösslinge)			
in Streifen	370 ml-Glas	330 g	180 g
Bohnenkeimlinge	425 ml-Dose	400 g	180 g
Champagnerkraut	425 ml-Dose	400 g	350 g
Champignons,			
süßsauer eingelegt	210 ml-Glas	180 g	110 g
Champignons, ganz	425 ml-Dose	400 g	230 g
Champignons, geschnitten	315 ml-Dose	300 g	170 g

Produkt	Dosen- bzw. Glasnorm	Einwaage	Abtropfgewicht
Erbsen und Möhren	850 ml-Dose	800 g	530 g
Grüne Bohnen	580 ml-Dose	560 g	340 g
Grüne Erbsen	425 ml-Dose	400 g	280 g
Gurken, Gewürz-	720 ml-Glas	670 g	370 g
Gurkensticks	720 ml-Glas	670 g	360 g
Gurkensticks, Kinder-	580 ml-Glas	530 g	290 g
Kidneybohnen	425 ml-Dose	400 g	255 g
Kidneybohnen	446 ml-Dose	425 g	265 g
Linsen mit Suppengrün	850 ml-Dose	800 g	530 g
Maiskölbchen	370 ml-Glas	330 g	190 g
Maiskölbchen	425 ml-Dose	400 g	230 g
Maiskörner	425 ml-Dose	340 g	285 g
Mixed Pickles	580 ml-Glas	530 g	300 g
Mungbohnensprossen	370 ml-Glas	330 g	180 g
Oliven, gefüllt mit Paprikamark	156 ml-Glas	145 g	85 g
Oliven, gefüllt	370 ml-Glas	330 g	200 g
Oliven, gefüllt	446 ml-Dose	440 g	280 g
Paprikaviertel	720 ml-Glas	650 g	300 g
Rote Bete, Scheiben	720 ml-Glas	670 g	430 g
Rotkohl	720 ml-Glas	680 g	650 g
Rotkohl	850 ml-Dose	810 g	770 g
Rotkohl	314 ml-Dose	300 g	285 g
Sauerkraut	850 ml-Dose	810 g	770 g
Sauerkraut	580 ml-Dose	550 g	520 g
Sauerkraut	315 ml-Dose	300 g	285 g
Schwarzwurzeln	425 ml-Dose	400 g	250 g
Selleriescheiben	720 ml-Glas	650 g	360 g
Sojabohnensprossen	370 ml-Glas	330 g	165 g
Spargelstangen	850 ml-Dose	790 g	495 g
Spargelstangen	266 ml-Dose	250 g	160 g
Tomaten, geschält	425 ml-Dose	400 g	240 g

Produkt	Dosen- bzw. Glasnorm	Einwaage	Abtropf-gewicht
Tomaten, geschält	720 ml-Dose	650 g	370 g
Tomatenmark	71 ml-Dose	70 g	70 g
Tomatenmark	142 ml-Dose	140 g	140 g
Weiße Riesenbohnenkerne	425 ml-Dose	400 g	250 g
OBST			
Ananas in Scheiben, im eig. Saft	850 ml-Dose	820 g	490 g
Ananas in Scheiben, klein, gezuckert	580 ml-Dose	567 g	340 g
Ananasstücke, gezuckert	580 ml-Dose	565 g	340 g
Apfelmus, gezuckert	720 ml-Glas	710 g	710 g
Aprikosenhälften, gezuckert	850 ml-Dose	820 g	480 g
Birnenhälften	425 ml-Dose	420 g	230 g
Feigen	425 ml-Dose	425 g	210 g
Fruchtcocktail	425 ml-Dose	420 g	250 g
Himbeeren, gezuckert	370 ml-Glas	340 g	130 g
Mandarinenspalten	315 ml-Dose	300 g	175 g
Mango in Scheiben	425 ml-Dose	425 g	225 g
Sauerkirschen, entsteint	720 ml-Glas	680 g	370 g
SONSTIGES			
Bratheringfilets	510 ml-Dose	500 g	300 g
Thunfisch in Öl	210 ml-Dose	185 g	150 g

GEWICHTE UND PACKUNGSINHALTE

Oftmals findet man in Rezepten Angaben wie 1 Becher, 1 Päckchen, 1 Esslöffel, 1 Tasse und ähnliche Mengenhinweise, die man zunächst in Gramm umrechnen muss, um dann die Nährwerte berechnen zu können. Das Problem dabei ist, dass es verschiedene Becher-, Löffel- und Tassengrößen gibt. Und nur wenige besitzen eine Waage, die kleine Mengen grammgenau wiegt. Dies ist aber für eine exakte Rezeptur und für die Nährwertberechnung wichtig, insbesondere wenn es um diätetische Speisen geht. Im Folgenden finden Sie die wichtigsten Mengen und Packungsinhalte in Gramm und Milliliter.

Kleine Mengen, schnell abgemessen
Die Angaben für Ess- und Teelöffelmaße beziehen sich – wenn nicht anders angegeben – auf den gestrichenen Ess- und Teelöffel: verschiedene Maßangaben zum jeweiligen Produkt bedeuten, dass unterschiedliche Größen verwendet werden.

Trockenprodukte

Backpulver, 1 Päckchen	15 g
Cannelloni-Rollen, 1 Rolle, roh	10 g
Haferflocken, 1 EL	5 g
Grieß, 1 EL	15 g
Kartoffelknödelteigpulver,	
1 Packung (für 6 Knödel)	200 g
Kartoffelpüreepulver,	
1 Packung für 12 Portionen	345 g
1 Packung für 6 Portionen	175 g
Knäckebrot, 1 Packung	200 g
1 Scheibe	10 g
Mehl, 1 TL	5 g
1 EL	10 g
Puddingpulver,	
1 Päckchen für 1/2 Liter Milch	40 g
Salz, 1 TL	5 g
1 EL	10 g
Saucenpulver,	
1 Päckchen für 250 ml Sauce	25 g
Semmelbrösel, 1 EL	5 g
Semmelknödel im Kochbeutel,	
1 Packung (6 Knödel)	200 g
Speisestärke, 1 TL	5 g
1 EL	10 g
Suppenwürfel,	
1 Stück für 1/2 Liter Brühe	15 g
Suppenpulver, Instant,	
1 TL (250 ml Brühe)	5 g
1 gehäufter EL (1 Liter Brühe)	20 g
Vanillinzucker, 1 Päckchen	8 g
Zucker, 1 TL	5 g
1 EL	10 g

Nassprodukte und sonstige Lebensmittel

Apfel, mittelgroß, 1 Stück	150 g
Aufschnittwurst (Brühwurstsorten), 1 Scheibe	15–25 g
Baguette-Brötchen zum Fertigbacken, 1 Packung (4 Stück)	300 g
1 Stück (nach dem Backen)	75 g
Bratwürste, 1 Packung (aus dem Kühlregal, 10 Stück)	350 g
1 Bratwurst	35 g
Brötchen (Semmel), 1 Stück	45–50 g
Brot, vorgeschnitten, 1 Packung	500 g
1 Scheibe	45–50 g
Butter, Margarine, 1 TL	5 g
1 EL	10 g
1 Hotelportion	20 g
Ei*, Gewichtskl. S	unter 53 g
Gewichtskl. M	53–62 g
Gewichtskl. L	63–73 g
Gewichtskl. XL	über 73 g
Mittleres Eigewicht* (Gewichtsklasse M)	58 g
Eigelb (Eidotter), mittelgroß	19 g
Eiweiß (Eiklar), mittelgroß	33 g
Fischstäbchen, 1 Packung (10 Stück)	300 g
1 Packung (15 Stück)	450 g
1 Stück	30 g
Flüssigkeiten, Wasser 1 EL (10 ml)	10 g,
1 Liter	1000 g
Saft, 1 EL	10 g
Milch, 1 EL	10 g
Sahne und Kondensmilch, 1 EL	20 g
1 Tasse Kaffee/Tee, 125/150 ml	125/150 g
1 Glas	200/250/330/ ml
1 Weinglas	150 ml
1 Sektglas	100 ml
Geräuchertes Forellenfilet, 1 Filet	70 g
Geräucherte Forellenfilets ohne Haut, 1 Packung	125 g
Geräucherte Makrele, ganz, mit Kopf und Haut	250–300 g
Geräucherte Pfeffermakrele, 1 Filet	100 g
Gewürzgurke, 1 kleine Gurke	20 g
1 mittelgroße Gurke	40 g
1 große Gurke	50–60 g
Honig, 1 TL	10 g
1 EL	20 g
1 Hotelportion	20 g
Joghurt, 1 Becher	125/150/175/200/250/500 g
Käse, Schnittkäse, 1 Scheibe	25–30 g
Brie-Ecke,	100 g
Camembert (Rundschachtel), Inhalt 125 g, 1 Portion	62,5 g
Schmelzkäse-Ecken, 1 Ecke	20/25/31,3/41,7 g
Schmelzkäse-Blöckchen, 1 Blöckchen	150/200 g
Scheibletten, 1 Scheibe	20 g
Packungsinhalt 10 Stück	200 g
Frischkäse, Packungsinhalt	150/200 g

Frischkäse, 1 EL	25–30 g
Mozzarella, Packungsinhalt	
Kugel 250 g, abgetropft	125 g
10 Mini-Kugeln, abgetropft	150 g
1 Kugel	15 g
Packungsinhalt Rolle	500 g
abgetropft	250 g
Quark, Packungsinhalt	250/500 g
1 EL	25 bis 30 g
Geriebener Käse:	
Parmesan, 1 EL	10 g
Emmentaler, 1 EL	15 g
Kartoffelknödelteig aus dem Kühlregal, 1 Packung	750 g
Kiwi, 1 Stück	70 g
Konfitüre, 1 TL	10 g
1 EL	20 g
1 Hotelportion	20 g
Matjesfilet, 1 Stück	50–75 g
Milch, 1 Flasche (1 Liter)	1000 g
1 Packung (1/2 Liter)	500 g
1 Packung (1 Liter)	1000 g
Öl, 1 EL	10 g
Pumpernickel,	
1 Scheibe, eckig	50 g
1 Scheibe, rund	20 g
Salami, 1 Scheibe klein	4 g
1 Scheibe groß	6 – 8 g
Salatgurke, 1 Stück	500 – 700 g
Saure Sahne, 1 Becher	125/150/175/200/250/500 g
Schinken, gekocht, 1 Scheibe	30 – 35 g
Schinken, roh, abgehangen, 1 dünne Scheibe	unter 10 g
Schinkenspeck, roh, geräuchert, 1 dünne Scheibe	10–12 g
Tomate, 1 Stück, mittelgroß	70 g
1 Stück, groß	125 g
Toastbrot, 1 Scheibe	25–30 g
Wiener Würstchen, frisch, 1 Stück	60–65 g
Wiener Würstchen aus der Dose, 1 Stück	ca. 40 g
1 Zwiebel, mittelgroß,	70 g
1 Zwiebel, klein,	35 bis 50 g

*) Das Gewicht der Eier hängt vom Alter der Legehennen, von der Fütterung, der Hühnerhaltung, der Jahreszeit, der Lagerung sowie weiteren Faktoren ab, daher schwankt es. Das Eigewicht bezieht sich auf das gesamte Ei und schließt die Schale mit ein. Bei Eiern der Gewichtsklasse M kann von einem Schalenanteil von 5 bis 6 Gramm ausgegangen werden. Auch der Schalenanteil ist natürlichen Schwankungen unterworfen.

Quellenverzeichnis

Bundesgesundheitsamt: Bundeslebensmittelschlüssel (BLS, Version II), Berlin 1989

Deutsche Gesellschaft für Ernährung: Empfehlungen für die Nährstoffzufuhr, Umschau-Verlag, Frankfurt 1991

Deutsche Gesellschaft für Ernährung: Ernährungsbericht 1996, Umschau-Verlag, Frankfurt 1996

Hofmann/Carlsson: Kalorientabelle, Mosaik-Verlag, München 1998

Hofmann/Carlsson: Vitamintabelle, Mosaik-Verlag München 1998

Renner/Renz/Schauen: Nährwerttabellen für Milch und Milchprodukte, Verlag Drathen, Gießen 1994

Souci/Fachmann/Kraut: Der kleine »Souci-Fachmann-Kraut«: Lebensmitteltabelle für die Praxis

Souci/Fachmann/Kraut: Die Zusammensetzung der Lebensmittel, Nährwerttabellen, Stuttgart 1994

Union Deutsche Lebensmittelwerke, Hamburg: Mengenlehre für die Küche, Wissenschaftliche Verlagsgesellschaft, Stuttgart 1991

Meine Notizen

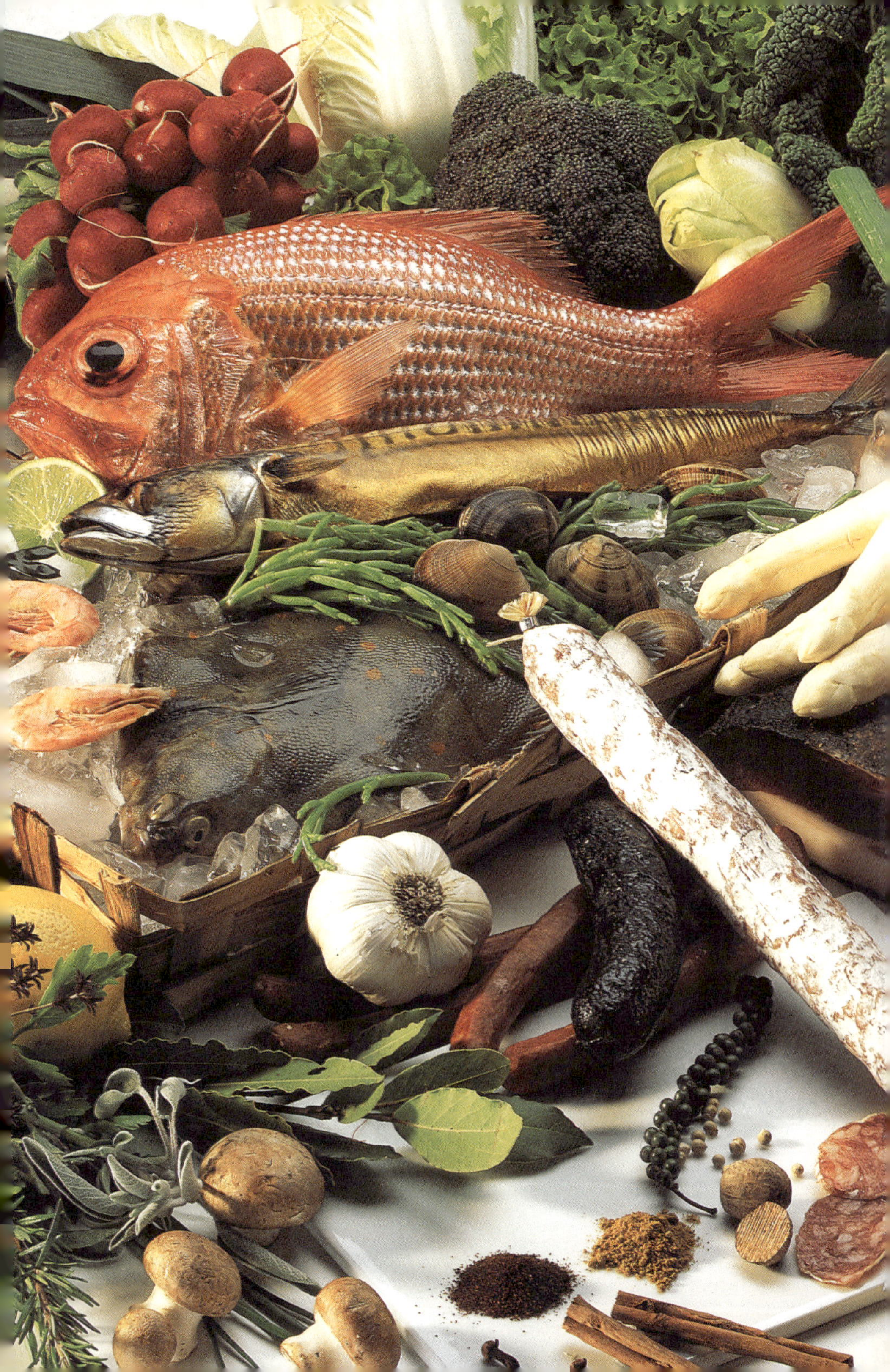